3招不得高血脂

不要让药赖上你

李洪梅　主编

主任医师，20年临床经验

U0247622

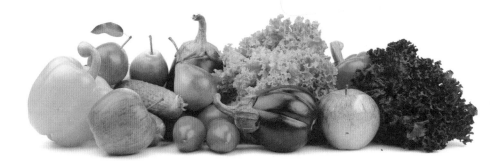

江苏凤凰科学技术出版社

国家一级出版社　全国百佳图书出版单位

图书在版编目（CIP）数据

3招不得高血脂：不要让药赖上你 / 李洪梅主编 . —南京：江苏凤凰
科学技术出版社，2014.9
（凤凰生活）
ISBN 978-7-5537-3285-5

Ⅰ. ① 3… Ⅱ . ①李… Ⅲ.①高血脂病 – 防治
Ⅳ.① R589.2
中国版本图书馆 CIP 数据核字（2014）第 115961 号

3 招不得高血脂：不要让药赖上你

主　　　　编	李洪梅
责 任 编 辑	谷建亚　董　玲
助 理 编 辑	刘　坤
责 任 校 对	郝慧华
责 任 监 制	曹叶平　周雅婷

出 版 发 行	凤凰出版传媒股份有限公司
	江苏凤凰科学技术出版社
出版社地址	南京市湖南路 1 号 A 楼，邮编：210009
出版社网址	http://www.pspress.cn
经　　　销	凤凰出版传媒股份有限公司
印　　　刷	江苏凤凰扬州鑫华印刷有限公司

开　　　本	718mm×1000mm　1/16
印　　　张	16
字　　　数	300 000
版　　　次	2014 年 9 月第 1 版
印　　　次	2014 年 9 月第 1 次印刷

标 准 书 号	ISBN 978-7-5537-3285-5
定　　　价	39.80 元

图书如有印装质量问题，可随时向我社出版科调换。

吃得好了，运动少了，生活无规律了，血脂就升高了，随之，血脂异常也就跟着找上你了。血脂异常对身体的损害是隐匿性、渐进性和全身性的，早期常常没有明显感觉，易被人们忽视。虽然血脂异常不痛不痒，但是对身体造成的危害是巨大的，最直接的后果是造成"血稠"，使局部血管壁变厚，最终导致全身重要脏器，如心、脑、肾缺血或坏死。因此，防治血脂异常至关重要。那么，怎样才能有效地防治血脂异常呢？

首先，我们要对血脂有一个科学的认识，了解什么是血脂异常，然后从饮食、运动、生活等方面进行调理，这是防治血脂异常的治本之举。那么我们想要控制血脂，究竟需要注意哪些呢？

管住嘴：降低肉类脂肪烹饪的小方法有哪些？外出就餐怎样点油脂少、低热量的食物呢？哪些营养素降脂作用好？哪些食物有降脂的作用？哪些小偏方降脂效果佳？28 天降脂餐单如何达到平稳血脂的目的……

迈开腿：哪些有氧运动可以降血脂？在家里可以做哪些降血脂的运动？办公室里可以做哪些降血脂的运动？为什么立墙角能达到降脂的目的呢……

生活细节：坐便真的有利于降低血脂吗？什么时间喝水降脂效果更佳？哪些娱乐活动可以辅助降低血脂？如何通过按摩、艾灸、拔罐、刮痧等中医调理方法调节血脂……

希望各位朋友通过阅读本书，可以学会从饮食、运动、生活等方面轻松远离血脂异常，不做血脂异常的药罐子。

目录

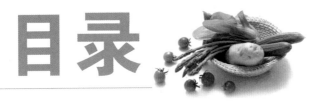

第一招 饮食 "脂"要健康，管住嘴

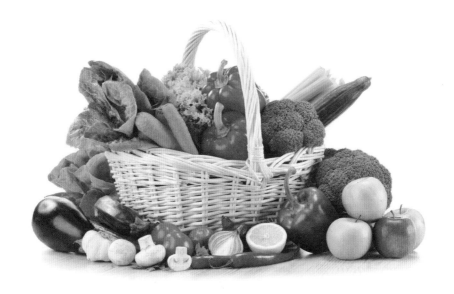

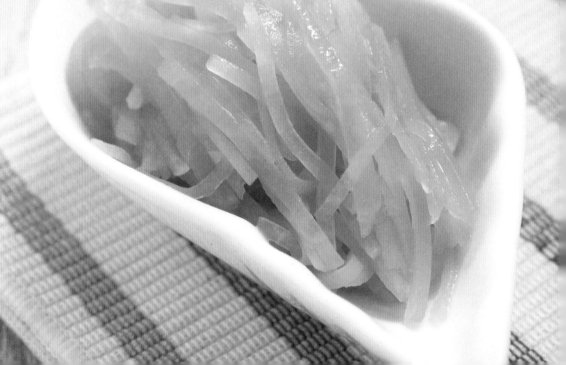

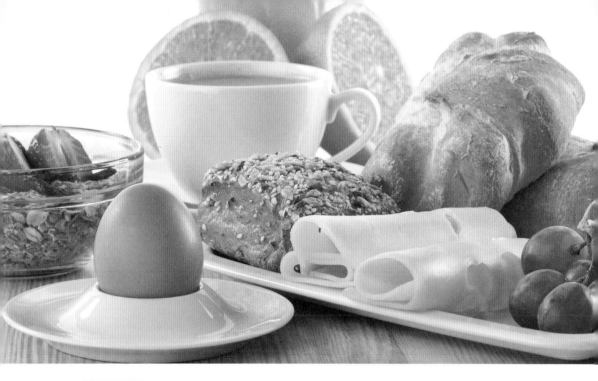

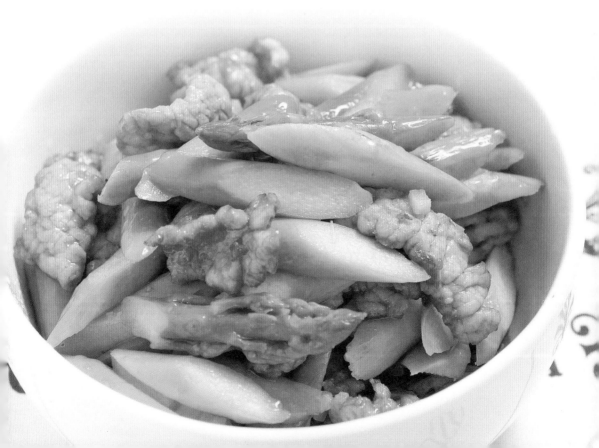

第二招 运动 身体动起来，降脂更轻松

第三招 生活
生活保健做得好，血脂异常找不上

血脂检测标准，你需知晓

血脂的检测方法

总胆固醇（TC）

正常参考值

2.8~5.2毫摩尔/升（110~200毫克/分升）

疾病征兆

增高：动脉粥样硬化、肾病综合征、胆管阻塞、糖尿病、甲状腺功能减退等

降低：恶性贫血、甲状腺功能亢进、营养不良、严重肝脏疾患等

甘油三酯（TG）

正常参考值

<1.7毫摩尔/升（65毫克/分升）（国际上推荐男性0.45~1.7毫摩尔/升；女性0.40~1.53毫摩尔/升）

疾病征兆

增高：动脉粥样硬化、肥胖、糖尿病、脂肪肝、肾病综合征、胰腺炎、原发性血脂异常、口服不孕药、妊娠等

降低：重症肝损害、甲状腺功能亢进、垂体机能减退、吸收不良等

低密度脂蛋白（LDL）

正常参考值

<3.12毫摩尔/升（120毫克/分升）

疾病征兆

增高：心脑血管疾病、甲状腺功能减低、肾病、肝病、糖尿病等

降低：生活中饮食不合理、肝病等

高密度脂蛋白（HDL）

正常参考值

>1.04 毫摩尔 / 升（>40 毫克 / 分升）

疾病征兆

增高：降低发生动脉硬化的危险

降低：脑血管病、冠心病、高甘油三酯血症、吸烟、糖尿病等

血脂异常值分析参考表

测定项目	毫摩尔 / 升（mmol/l）	毫克 / 分升（mg/dl）	结果判定
总胆固醇	< 5.2	< 200	合适
	5.2 ~ 6.2	200 ~ 240	边缘升高
	> 6.2	> 240	升高
甘油三酯	0.23 ~ 1.70	≤ 65	合适
	1.71 ~ 2.3	151 ~ 200	边缘升高
	> 2.3	> 200	升高
低密度脂蛋白	< 2.6	< 100	最合适
	< 3.4	< 120	合适
	3.4 ~ 4.1	130 ~ 160	边缘升高
	> 4.1	> 160	升高
高密度脂蛋白	< 1.0	< 40	低
	> 1.6	> 60	高

血脂异常，是谁惹的"祸"

血清中的胆固醇或甘油三酯水平升高即为血脂异常，与高血压、高血糖一起被称为"三高"，越来越备受关注。而影响血脂异常的有如下三大因素：

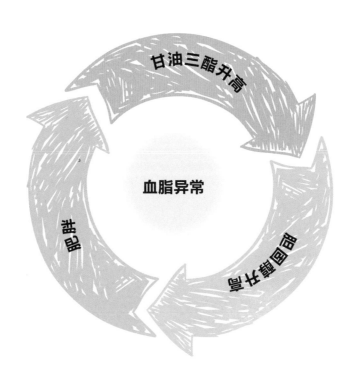

胆固醇

胆固醇又称胆甾醇，是动物组织细胞所不可缺少的重要物质，不仅参与形成细胞膜，而且是合成胆汁酸、维生素 D 以及甾体激素的原料，广泛存在于动物体内，尤以脑及神经组织中最为丰富，也存在肾、脾、皮肤、肝和胆汁中。另外，胆固醇还可分为高密度胆固醇和低密度胆固醇两种，前者对心血管有保护作用，通常称之为"好胆固醇"；后者如果偏高，出现冠心病的危险性就会增加，通常称之为"坏胆固醇"。

甘油三酯

又称为中性脂肪，由 3 分子脂肪酸与 1 分子甘油结合而成。一般情况下会成为脂肪酸的贮藏库，根据身体所需会被分解，被分解后的脂肪酸会被作为我们生命活动的热量来源加以利用。从甘油三酯中脱离的脂肪酸便是游离脂肪酸，是一种能够迅速用于生命活动的高效热量源。

如果甘油三酯过高，会导致血液中甘油三酯含量过高，容易导致血液黏稠，在血管壁上沉积，渐渐形成小斑块，即动脉粥样硬化，对人体损伤会很严重，如引发冠心病、心梗、脑中风、失明、肾衰、血脂异常、高血压、胆结石、男性性功能障碍、老年痴呆等。

肥胖

现代医学研究认为，肥胖病人的机体组织对游离脂肪酸的利用减少，导致血液中的脂肪含量升高。肥胖者进食过多的碳水化合物，血浆中甘油三酯水平增高则更明显，肥胖者餐后血浆乳糜微粒澄清时间较长，血中胆固醇水平亦会升高。血液中甘油三酯和胆固醇升高的水平与肥胖程度成正比。

肥胖的人不单是总胆固醇值较高，且拥有的低密度脂蛋白胆固醇较多，而高密度脂蛋白胆固醇较体重正常者少，因而对人体健康的危害就更大。血脂异常的患者更应该时刻控制自己的体重，避免肥胖。

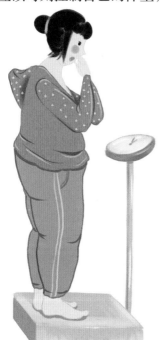

在家准备一个体重计，随时检测你的体重。别小看体重计，也许会成为你远离肥胖的功臣哦！

好胆固醇 Vs 坏胆固醇

在日常生活中，很多人对人体血液中的胆固醇有好坏之分已经不再陌生，那么你了解"好胆固醇"与"坏胆固醇"吗？

"好胆固醇"

即高密度脂蛋白（HDL）。它扮演清道夫的角色，将周围组织多余的胆固醇送回肝脏处理，排出体外。高密度脂蛋白增加，动脉壁被胆固醇囤积的机会就减少，动脉粥样硬化的发生率就随之下降，可以防止心脑血管病。所以，HDL 及其胆固醇（HDL-C）升高被认为是好事。

"坏胆固醇"

即低密度脂蛋白（LDL）。当你吃下过多脂肪，尤其是动物脂肪，血液中的 LDL 就会升高，它从肝脏携带胆固醇到全身组织，在高血压、糖尿病、吸烟等危险因素的共同促发下，低密度脂蛋白胆固醇就会在血管壁沉积，形成动脉粥样硬化斑块，LDL 升高是引发冠心病等心脑血管疾病的罪魁祸首，所以 LDL 被称为"坏胆固醇"。

"提高"、"降低"是我们对待胆固醇的基本态度，"提高"是提高高密度脂蛋白，"降低"是指将低密度脂蛋白降下去。

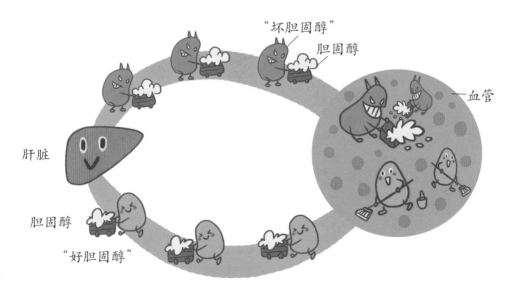

甘油三酯为什么会升高

引起甘油三酯升高的原因有很多，其中最常见的有以下几种。

饮食不当

饮食不当是甘油三酯升高的主要原因。当进食大量脂肪类，尤其是动物脂肪食物后，体内甘油三酯水平明显升高；当摄入过多的碳水化合物，尤其是加工精细的粮食进入体内后，会引起血糖升高，合成更多的甘油三酯。

生活方式不当

经常吸烟、酗酒、精神紧张或焦虑等，也容易引发血脂异常，出现甘油三酯升高。

遗传因素

一个家族中，如果爸爸妈妈中的一方患有血脂异常，孩子的患病几率是50%；如果爸爸妈妈双方都患有血脂异常，那么患病几率将提高到75%。即便是爷爷奶奶、姥姥姥爷中只有一个人患病，孩子的患病率也非常高。

疾病

比如糖尿病、肥胖症、肾病、肝病等，也有可能引起血脂异常，出现甘油三酯升高。

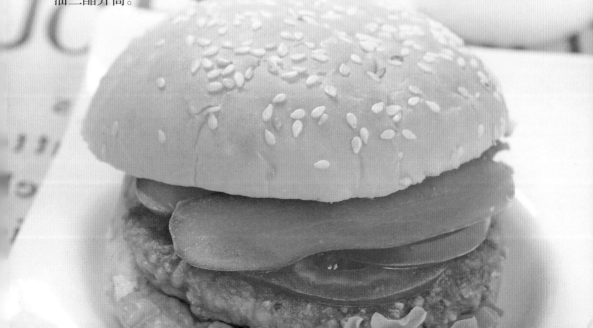

这样做，降甘油三酯最有效

脂肪主要是以甘油三酯的形式存在于脂肪细胞和血管里。当你吃高脂肪食物时，血液中的甘油三酯水平就升高了。另外，吃进去的碳水化合物也能转换成甘油三酯作为能源储存起来。虽然药物能够降低甘油三酯，但是，健康的饮食习惯和生活方式才是降低甘油三酯最好的方法。

少吃糖

糖果没有任何营养价值，如果你吃多了糖，身体就会将多余的热量转换为甘油三酯，储存在脂肪细胞中，所以要少吃糖果、含糖饮料、饼干和糕点这些高脂肪的食品。

少吃精制食品

碳水化合物是人体能量的主要来源，主要来自加工食品如白面包、精米和精面粉，这些精细食物更容易转化为糖。所以为了帮助降低甘油三酯，少吃过于精细食物，多吃粗粮和全谷食物。

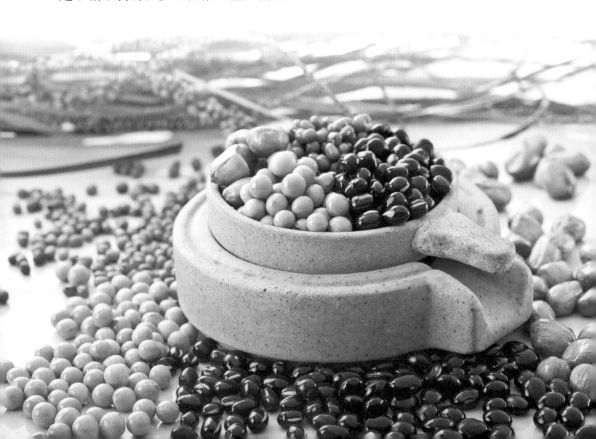

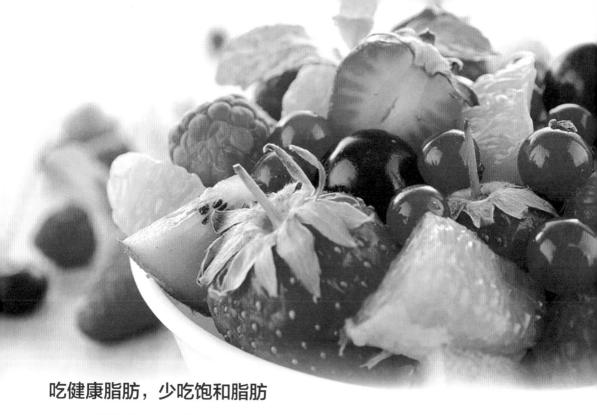

吃健康脂肪，少吃饱和脂肪

吃健康脂肪也是降低甘油三酯好方法，Omega-3 脂肪酸就是健康脂肪。Omega -3 脂肪酸能有效降低甘油三酯，Omega-3 脂肪酸来自鲑鱼、鲱鱼、橄榄油和营养品。饱和脂肪可能会增加脂肪的摄入，所以建议少吃饱和脂肪，而饱和脂肪主要来自肉类，应限制在每日总热量的 7% 以下。

远离反式脂肪

反式脂肪危害心脏，提高坏胆固醇和甘油三酯的水平。反式脂肪是植物油加入氢的结果，在食品标签上常显示为氢化油，还能延长保质期。每天反式脂肪摄入量应小于总热量的 1%。因此，在购买食物时，要注意检查标签，如果食物中含有反式脂肪或氢化油，还是远离吧。

纤维降低甘油三酯

高纤维食物不但降低甘油三酯，还能减少饱和脂肪的吸收，增加饱腹感。高纤维食物主要来源于全谷食物、水果和蔬菜等。

坚持运动

有规律的运动对于每个人都是重要的，特别是高甘油三酯的人。运动会代谢糖和能量，降低血液中糖和身体中的甘油三酸酯。建议保证每天 30 分钟的适度运动。

控制你的体重

　　超重会降低新陈代谢能力，多余的糖和碳水化合物将导致高甘油三酯。为了保持健康的体重和降低甘油三酯，你需要消耗多余的热量。饭后至少站立半小时，可以免去脂肪堆积在小肚子上的烦恼。

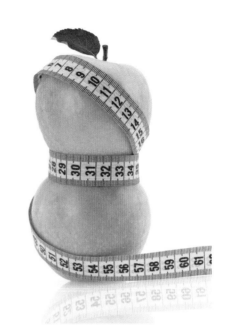

少喝酒

　　酒是高碳水化合物的食物，将增加你体内的甘油三酸酯。此外，它也会影响你的肝，干扰脂肪代谢的能力。即使是适度饮酒（每天妇女喝 1 杯酒，大约 45 毫升；男性喝 2 杯酒，大约 90 毫升），也会提高甘油三酸酯水平。

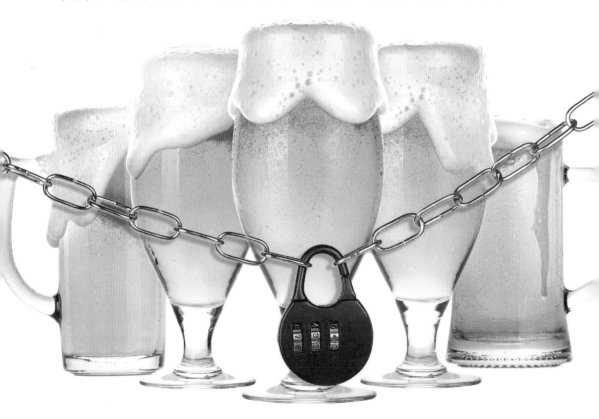

学会3招，不做血脂异常药罐子

　　血脂异常是导致心脑血管疾病的元凶，被人们认为是危险的"无声杀手"，对人体健康的危害是有目共睹的。因此，保持血脂在正常水平，防治血脂异常变得非常重要。我们可以通过饮食、运动、生活细节调理自己的身体，不做血脂异常的药罐子。

"脂"要健康，管住嘴

　　民以食为天，现代人"大饱口福"的同时，常常忽略了正确的饮食结构。错误的饮食习惯，摄取过多的高热量食物，以及营养素的缺乏等，都有可能导致血脂异常。因此，管住自己的嘴是防治血脂异常的最基本的方法。

身体动起来，降脂更轻松

　　研究表明，通过运动能够有效地改善人体脂质代谢，降低血清胆固醇、甘油三酯、低密度脂蛋白的含量，升高血清高密度脂蛋白的含量，调节血脂异常效果显著。

生活保健做得好，血脂异常找不上

　　从生活细节、心理、按摩、艾灸、刮痧、拔罐等方面调理身体，从而达到降低血脂的目的，既方便又省钱。

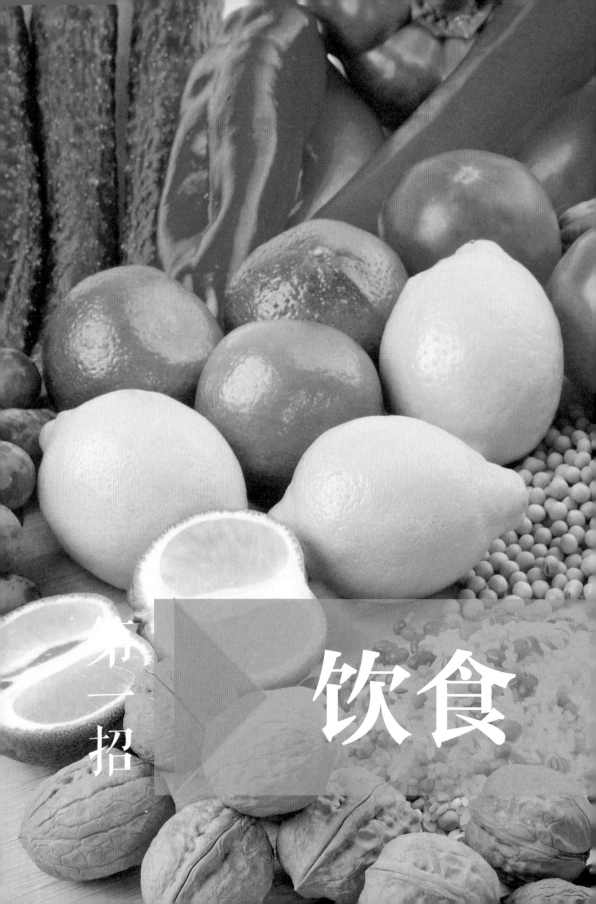

第一招 ▶ 饮食

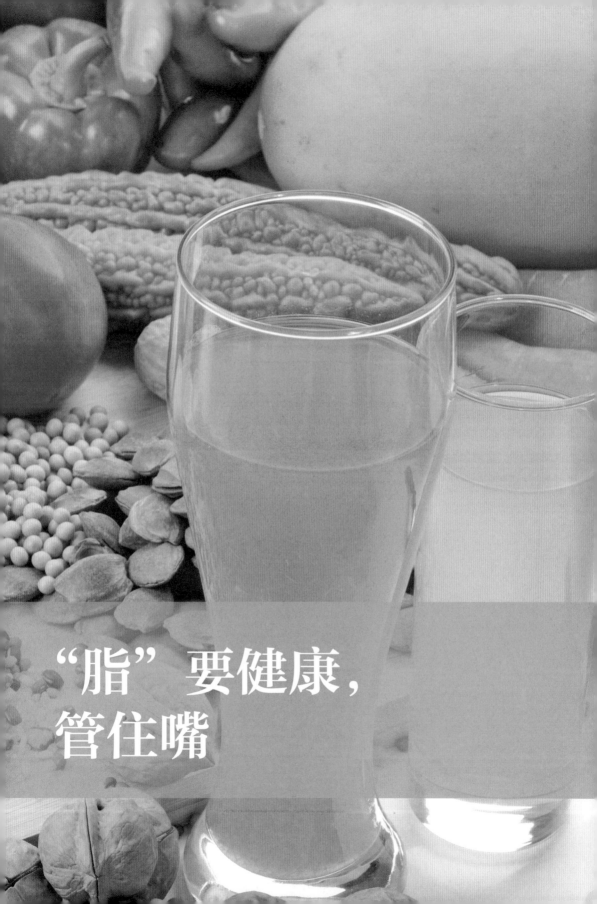

"脂"要健康，
管住嘴

"一二三四五"原则

调整好日常饮食结构，对防治血脂异常意义重大。著名保健专家洪昭光提出合理的饮食结构是"一二三四五"，即指每天健康饮食的五个要点，如下：

一：每天1袋牛奶

正常每天每人需要800毫克钙，多数人饮食里只有500毫克，还有300毫克的缺口——正好1袋（240毫升）牛奶就有300毫克的钙，所以每天补充1袋牛奶，就可以补充齐了。

二：每天250克主食

每天250克碳水化合物，即半斤大米或麦面粉，消瘦和肥胖的人群可适量增减。但吃饭要按4条规矩进行：饭前喝汤，进食速度慢，多咀嚼，晚饭吃得少。这样体重就很容易维持正常。

三：每天3份高蛋白

每份可在50克瘦肉、1个鸡蛋、100克豆腐、100克鱼虾、100克鸡鸭、25克黄豆中任意选择。

四：每天粗细搭配、甜咸适当、三四五顿、七八分饱

粗细粮搭配，营养互补；饮食不宜太甜或太咸，每天吃6克左右的盐就可以；三四五顿，是指每天吃的餐数，早餐与午餐中间可加一顿点心餐；七八分饱更是长寿老人的养生经验。

五：每天500克蔬菜和水果

常吃新鲜蔬菜和水果，对于身体健康大有好处：

1.蔬果中抗氧化剂可以预防癌症。

2.蔬果中含有丰富的纤维素，可以预防便秘。

3.蔬果中多富含水分、维生素及纤维素，可以增加饱腹感，从而降低能量的摄入，减少肥胖的几率，合理控制体重。

4.蔬果富含丰富的维生素C，可以有效地减低患心血管疾病的风险。

彩虹饮食法

　　彩虹饮食法就是将蔬果分为红色、黄色、绿色、白色、黑色五个种类，而每一种颜色代表不同的植物营养素，常食这些食物，不仅有利于强健体魄，还有利于稳定血脂。坚持彩虹饮食法，稳定血脂很简单。

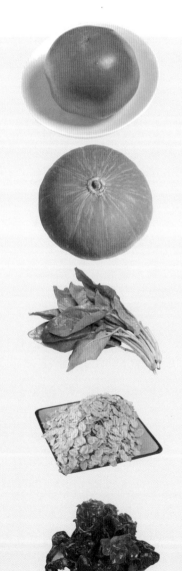

红 是指番茄、红酒等，每天 1 个番茄，或每天可饮红葡萄酒 50~100 毫升，可以增加高密度脂蛋白，调节血脂异常。

黄 是黄色蔬菜，每天至少吃 1 种，如玉米、胡萝卜、南瓜等，这些食物维生素 A 多，有助于提高人体的免疫力。

绿 是指深绿色的蔬菜及绿茶等，对血脂异常有良好的防治作用。

白 是指燕麦片等，每天进食 50 克燕麦片，可使胆固醇水平下降，对调节血脂异常有很好的作用。

黑 是指黑木耳、黑芝麻等，科学实践证明，黑木耳能降低血黏度，每天吃 5~15 克即可。

"搜"出餐桌隐性脂肪

身体中的脂肪过多，游离脂肪酸利用少，会导致血液中的脂肪含量升高。总胆固醇值高，低密度脂蛋白高，而高密度脂蛋白少，患血脂异常的几率就会随之增加。

现在一些商家为了推广某些食物，往往打出低脂的幌子，其实，这些食物里面脂肪含量也是相当高的，所以如果想控制血脂异常，应该在日常生活中尽量避免这些"隐性"脂肪。

色拉酱

随着生活水平的日渐提高，越来越多的人开始喜欢吃色拉，因为色拉酱不甜腻，还好吃，很容易在不自觉中吃了很多的色拉酱，而色拉酱主要原料是色拉油和蛋黄，其中的 70% 都是脂肪。如果你既想吃色拉，又想控制血脂的话，可以按照以下的方法来减少脂肪的摄入。

1. 尽量把食材切成大块，因为如果把食材切片处理的话，会增加食物表面积，增加用色拉酱量。
2. 将生菜充分水洗，可以减少调料时色拉酱的吸收。

面包和糕点

现代人喜欢把面包和糕点作为零食吃，但是你可知道，其中是有很多隐性脂肪存在的。西式的面包和蛋糕是由黄油和鸡蛋制成的，而中式糕点是由食用油、面、大量糖和猪油制作的，所以你非要吃面包和糕点，可以吃些全麦面包或无糖糕点，但也要适量。

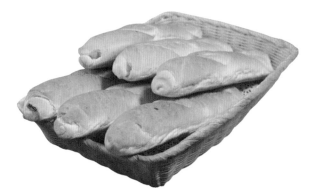

各种馅心食品

各种食品的馅盛在盘子里面，经常会看到凝固的食用油，但是这只是一小部分，大部分已经吃进肚里了。市面上售出的冷冻食品，大多用的是猪油，一些月饼和汤圆馅里面油的含量也不少。所以，如果想吃馅心的食物，可以在家里自己做一些低油的馅料食品吃。

饼干

现在市场上推出了一些无糖饼干，看上去只有碳水化合物，但是它里面含有的油脂热量远远超过碳水化合物提供的热量，只有这样饼干才能更好吃。所以，大家还是尽量少吃各类饼干，如果非要吃饼干，可以吃些粗纤维的无糖饼干。

减少食物中隐性脂肪的方法

1. 若是炒肉、烤翅、烧翅，可以先加些调料，如姜片、花椒、料酒，煮十几分钟，既可以去除隐性脂肪，还可以调味。
2. 吃些不善吸油的蔬菜，例如青椒、土豆、木耳、豆腐等。
3. 拌凉菜时，可将菜焯熟晾凉，加入盐拌匀，最后加几滴香油提味，脂肪含量自然比炒菜低得多。还可以加醋、芥末、姜汁，也可以把香油换成几滴辣椒油或花椒油。

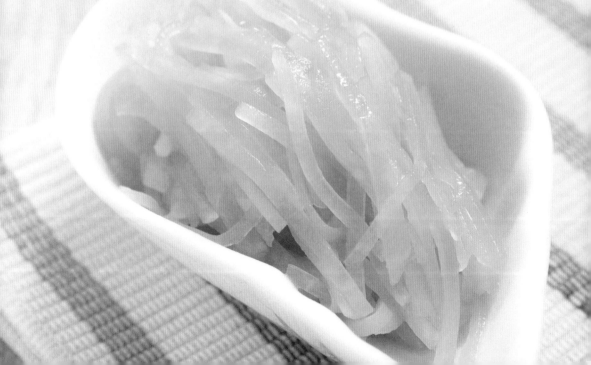

告别肥胖，远离脂肪

肥胖是我们不能不说的问题之一，因为肥胖不仅影响我们的外观美，还与血脂异常有着密切的关系。现代医学研究认为，肥胖者由于机体脂肪过多，游离脂肪酸利用少，会导致血液中的脂肪含量升高，患血脂异常的几率也随之"水涨船高"。

因此，控制一下自己的体重，无论是对于健康的朋友，还是血脂异常的朋友，都是有益的行为，值得你尽快付出行动。

那么，是不是一个人看起来比较胖就是肥胖呢？我们一起来学习一下。

通常，我们可以用以下几个方法衡量一个人是否肥胖（虽然依然存在一些缺陷，但是对大多数 18 岁以上的人还是比较适用的）：

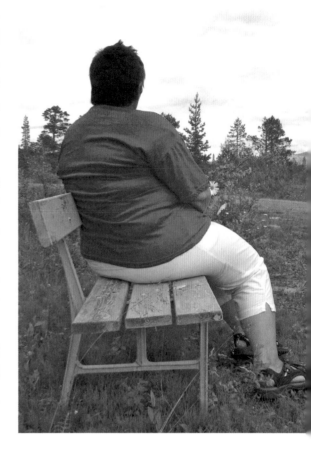

1. 体重指数（BMI）= 体重（千克）/[身高（米）]^2
   一般来说，男性 BMI > 25，女性 BMI > 24 即可视为肥胖。
2. 腰围 / 臀围比
   腰围 / 臀围比值增高者（男性 >1.0，女性 >0.8）即可视为肥胖。
3. 标准体重（千克）=[身高（厘米）–100] × 0.9（较适合女性）
   标准体重（千克）=[身高（厘米）–105]（较适合男性）
   标准体重的正常范围是 ±10%，通常，超过 20% 即为肥胖。

吃对肉，降低脂肪的摄入

肉是蛋白质、脂肪、铁等营养素的主要来源，饮食中不可或缺，但是吃肉要有所选择，以避免不健康的饱和脂肪摄入过多，导致血液黏稠度增加、血流变慢等，进而增加罹患血脂异常的几率。

肉类的好处

肉类中富含优质蛋白质、促进脂质代谢的维生素 B 群、铁等矿物质，如果摄取不足的话，会造成体力虚弱、容易疲倦、免疫力低下等症状。

巧妙选肉降血脂

那么，为了降低脂肪酸的摄入，应该巧妙选肉。比如"白肉"（鱼、鸭、鸡肉）与"红肉"（猪、牛、羊肉）相比，脂肪含量相对较低，不饱和脂肪酸含量较高，特别是鱼类，含有较多的多不饱和脂肪酸，对于防治血脂异常具有重要作用。因此，血脂异常人群可将"白肉"作为肉类的首选食物。

牛肉是血脂异常的首选

如果有些血脂异常人群不爱"白肉"爱"红肉"，那么，较之羊肉和猪肉，牛肉更适合他们。因为对于想要防治血脂异常的人来说，不但要控制胆固醇的摄入量，也要控制热量的摄入。牛肉的胆固醇含量虽然和羊肉、猪肉差不多，但其所含热量要远远低于猪肉和羊肉。此外，牛肉后腿部位脂肪含量少，胆固醇含量也低，更适合血脂异常的人食用。

吃肉要适度

血脂异常的人虽然可以开荤吃肉，但是也应该有度，建议每天 75 克即可，且红肉最好吃清炖的（炖 2 小时以上）。经过长时间炖煮，肉里面的油脂消除了很多，饱和脂肪酸含量也大幅度下降了，这个时候单不饱和脂肪酸和多不饱和脂肪酸含量却不断增加，会起到降低人体胆固醇的作用。同时，从营养上讲，炖得软烂的红肉还保留了肉原本的营养成分，如丰富的维生素 B_1、蛋白质和必需的脂肪酸等，而且胶质部分更容易被人体消化吸收，所以特别适合肠胃不好的人群及老年人食用。

减少肉类脂肪的烹饪技巧

　　血脂异常人群吃肉要巧妙，选择肉的时候，尽量选脂肪少的瘦肉，夹有脂肪的肉和五花肉都不宜选择。另外，像腊肉、香肠、咸肉等最好远离，吃鸡肉时最好把皮剥了。

1. 在烹饪之前去掉肥肉或鸡皮

肥肉和鸡皮等油脂多的部位，应该在烹饪前去掉。

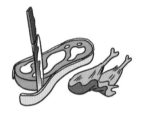

2. 淋上热水去除油脂

像五花肉等油脂多的肉类，可以放在筛子上，用热水淋一下去除多余的油脂。

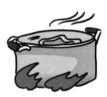

3. 切成薄片

将肉切成薄片，可以增加表面积。所以烹饪过程中，油脂更容易去除，进而减少油脂的摄入。

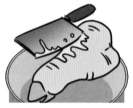

4. 撇去水面的油脂和杂质

对于油脂多的肉类，可以用热水焯烫一下，然后放凉，水面会出现一层白色的固状油，去除后再烹饪。

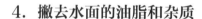

5. 用铁网比平底锅更好

用铁网烤肉可以减少 20% 的脂质。炖肉时也可以用已经烤过的肉，不但美味，而且还能降低脂质的摄取。

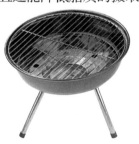

6. 多用蒸锅或电锅

用电锅或蒸锅加热，也可以去除一些脂质。

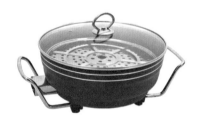

海鱼是降血脂的好"帮手"

据研究显示，鱼肉中的大量脂肪不但不会升高血脂，而且是降低血脂的好"帮手"。

鱼肉中不饱和脂肪酸高达 70%~80%，是降低血脂的重要物质。而不饱和脂肪酸以 ω–3 脂肪酸为主，这种物质人体自身不能合成，必须通过食物才能获得，属于必需脂肪酸，这种必需脂肪酸具有降低血液里胆固醇含量的作用，所以人体一旦缺失，很容易出现血脂异常。

ω–3 脂肪酸的食物来源较少，像我们平常常吃的豆类、谷类及蔬果等，几乎都不含有这种脂肪酸，因此建议每周吃 2 次海鱼，可以保证身体所需的 ω–3 脂肪酸的量。家庭常吃的海鱼有带鱼、黄鱼、鳕鱼等。

据中国、挪威两国的一项最新研究表明，每天食用 100 克三文鱼，坚持 2 个月，可以有效改善血脂水平。

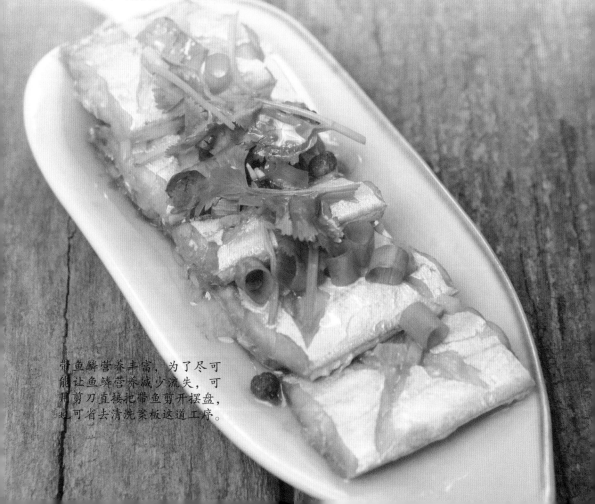

带鱼鳞营养丰富，为了尽可能让鱼鳞营养减少流失，可用剪刀直接把带鱼剪开摆盘，也可省去清洗案板这道工序。

选对炒菜用具，降低油脂摄入

日常生活中，炊具的选择与血脂的情况关系也很密切。选对炊具，有利于稳定血脂，选错炊具，将会升高血脂，那么我们究竟该选择什么样的炊具呢？

宜选择的炒菜用具

1. 不锈钢器具。不锈钢餐具中含有铬，铬对于降低血脂、血糖都有一定作用，但不宜用来加热酒类物质。
2. 铜质器具。使用铜质器具可增加铜元素的摄取，铜元素可降低血中甘油三酯及胆固醇的浓度，并促进胶原蛋白生成，保持血管弹性。
3. 不粘锅。不粘锅无需用太多的油，加热一会即可熟，可以减少油脂的摄入。
4. 镀锌器具。镀锌器具是在钢制器具上镀锌的，锌是人体必需的微量元素之一，能有效降低胆固醇。

不宜选择的炒菜用具

1. 塑料器具。塑料中的化学物质一旦进入体内，塑料中的双酚 A 和酞酸酯一旦进入人体内，会影响人体的大脑、行为和前列腺发育，甚至危及生命。
2. 铝质器具。人体吸收过多的铝，会产生种种骨骼病变，对中枢神经系统产生毒害，造成神经紊乱、记忆力减退。
3. 彩釉瓷器。彩釉瓷器中含有铅，铅中毒的危害主要表现在对人神经系统、血液系统、心血管系统、骨骼系统等伤害上。

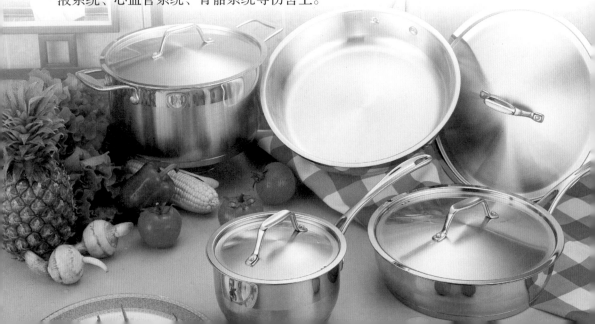

饭前喝汤可控制体重

"饭前喝汤，苗条又健康；饭后喝汤，越喝越胖"，这是有一定道理的。虽然饭前饭后喝汤，属于个人饮食习惯，但对体重的影响是公认的。对于较胖的血脂异常人群，营养专家建议饭前喝汤。

午餐喝汤更合适

营养专家指出，午餐喝汤吸收的热量少，因此，为了防止长胖，血脂异常人群宜选择中午喝汤。对于那些通过节食降低体内脂肪的血脂异常人群来说，如果每周有 4 次饭前喝些汤，坚持 10 周其体重将会减轻 20%，血脂同样会得到适当的控制。

选择低脂肪食物做汤

要想防治血脂异常，应尽量减少食用高脂肪、高热量的食物做汤，如老母鸡等。即使用他们做汤，在炖汤的过程中要将多余的油脂撇出去。而鱼类、去皮的鸡肉、鸭肉、冬瓜、丝瓜、香菇、油菜、魔芋等属于低脂肪食物，可以多用于做汤。

喝汤速度慢有利于减肥

慢慢喝汤会使食物消化吸收的时间延长，感觉到饱时，就会吃得恰到好处。而快速喝汤，等你意识到饱了，可能摄入的食物已经超过了所需要的营养，就容易导致肥胖。

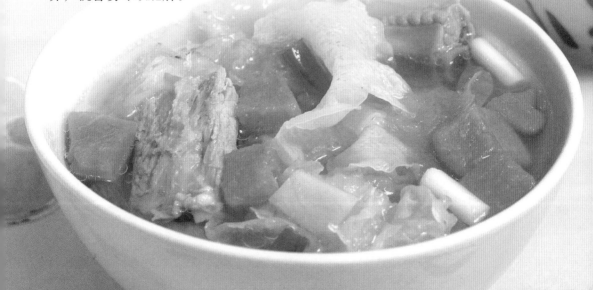

选对植物油，能防治血脂异常

　　用于人们食用的油脂有动物油和植物油两类。由于大部分动物油中饱和脂肪酸的含量较高，能加剧动脉粥样硬化，不利于防治血脂异常，所以要排除。而植物油中则是不饱和脂肪酸的含量居多，可以预防心脑血管病的发生，因此宜食用植物油。

植物油分为三类：

1. 饱和油脂。如椰子油和棕榈油，这些油中饱和脂肪酸的含量高，预防血脂异常应该减少这类油脂的食用。
2. 单不饱和油脂。如花生油、菜油等，这些油中单不饱和脂肪酸含量较高，它们不改变血胆固醇水平。
3. 多不饱和油脂。如大豆油、玉米油、香油、棉籽油、红花油、葵花子油等，这些油中多不饱和脂肪酸含量较高，它们可以降低血胆固醇水平，血脂异常应该多食用这类油脂。另外，多不饱和油脂还有一部分存在于一些海鱼中，血脂异常人群应适当多吃海鱼和鱼油。

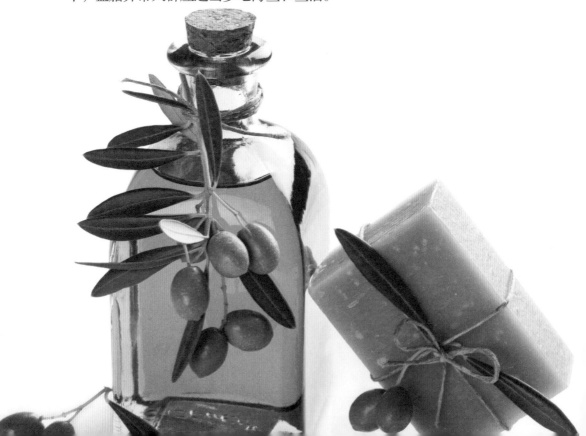

脂肪酸含量及建议烹调方式

油脂种类繁多，但是每种油脂的脂肪酸含量不同，不同油脂选择合适的烹饪方法，就能有效控制血脂。那么各种油脂的脂肪酸含量究竟是多少呢，专家建议的烹调方法都是什么呢?

油脂种类	分类	饱和脂肪酸	单不饱和脂肪酸	多不饱和脂肪酸	烹饪方式
动物性油脂	猪油	40%	44%	16%	适合高温炒煎炸
	牛油	54%	44%	2%	
	动物性奶油	73%	24%	3%	
植物性油脂	芥花油	7%	62%	31%	适合各种用途
	苦茶油	11%	82%	7%	
	红花油	11%	19%	70%	只适合中火加水炒煮
	葵花子油	12%	23%	65%	
	橄榄油	16%	73%	11%	
	菜籽油	18%	48%	34%	
	花生油	23%	40%	37%	适合中火煎炒
	玉米油	6%	58%	36%	
	大豆油	15%	23%	62%	
	芝麻油	15%	42%	43%	
	植物性奶油	56%	36%	8%	不建议使用
	椰子油	90.2%	8.1%	1.7%	适合高温炒煎炸

选对烹饪方法，享受低脂美味

各种烹饪方法是我们再熟悉不过的事儿了，但是你知道吗，选对科学的烹饪方法可以让我们在日常生活中轻松抑制脂肪的摄取量，进而抑制脂肪在血管壁中沉积，对平稳血脂有好处。

健康的烹饪方法任你选

炖

烹饪的方法：将食材切块煸炒，然后兑入汤汁，用大火烧开，最后以小火烧至烂熟即可。

选择的理由：炖菜不会过多产生有害致癌物质，且经过长时间小火炖后，食材营养更易被人体吸收，防治血脂异常会有坚强的身体后盾。

宜炖的食材：一般体积大、质地较老，以荤菜为主。比如鸡、鸭、猪蹄、猪肚、牛肉、羊肉、海参、鱿鱼、甲鱼等。

蒸

烹饪的方法：将食物加调料调味，上笼屉以水蒸气的热量把食物蒸熟。

选择的理由：食物经过蒸，本身所含的多酚类营养物质，会比其他烹饪方法保存得多，如黄酮类的槲皮素等，而这些物质有很好的抗氧化作用，能够清除体内废物，并且有降血脂功效。因此，蒸菜对维护心血管系统的健康，调节血脂异常有很好的作用。

宜蒸的食材：肉类、根茎类、海产类、主食类。

汆

烹饪的方法：对细小的片、丝、花刀型或丸子进行出水处理的方法。汆菜简单易做，重在调味。一般用鸡汤、骨肉汤提鲜，加配料增味。

选择的理由：汆菜口感鲜嫩清淡，不需要经过油炸，会避免带来更多的能量和致癌物质，而且用沸水汆还能帮助融掉部分脂肪，适合血脂异常人群食用。

宜汆的食材：根茎类食物、肉馅类、加工成型的食品等。

煮

烹饪的方法：将原料放在汤汁、水中，先用大火煮沸，再用小火煮熟。

选择的理由：一些食物中富含水溶性维生素，但通常多不稳定，如果选择其他温度过高的烹饪方法会导致其分解破坏，而通过煮的方式，不但能减少营养流失，而且能使得这些水溶性维生素溶解在汤中，更容易被吸收，且安全系数高，对降低血脂有一定的辅助作用。

宜煮的食材：几乎所有食材。

拌

烹饪的方法：把生料或熟料切成丝、条、片、块等，再加调味料搅拌即成。

选择的理由：食材中的很多营养素如维生素 C 及 B 族维生素，易被烹调破坏，拌这种烹饪方法有利于这些营养成分的保存，具有消脂减肥功效。

宜拌的食材：绿叶菜、根茎类菜、粉丝类、干货、肉类等。

煨

烹饪的方法：将质地较老的原料，加入调味品和汤汁，用小火长时间加热至熟烂。

选择的理由：相对于炒、炸、煎等方法，经过煨的菜肴油脂含量较少，在很大程度上可以保存菜的各种营养素，因此对防治血脂异常有一定作用。

宜煨的食材：肉类、根茎类、干货等。

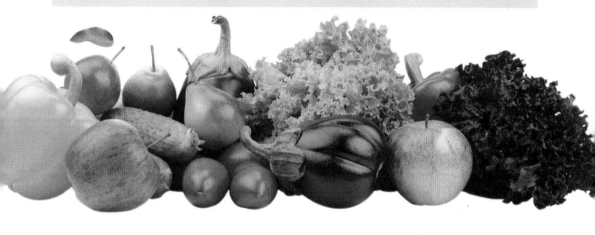

和下面的烹饪方法说"再见"

煎

烹饪的方法：用文火慢炸，使食物原料成熟。

不选的理由：煎食物时平底煎锅中油的用量一般为原料厚度的三分之一，让食物添加了不少脂肪。而且油的温度能达到两百多度，食物及脂肪在高温的烹调过程中会出现各种化学反应，甚至释放致癌物质，破坏细胞。

炸

烹饪的方法：是一种油多、菜肴无汁的烹调方法，即将油烧至预定温度，使经合理加工的原料在油内上色、成熟。

不选的理由：炸导热原料是油，大量油的使用造就油炸食品的高脂肪、高热量、高碳水化合物，而且不少制造商为了延长食物的保质期，会使用氢化食用油，让大众吸入大量反式脂肪，更进一步让人们埋下健康隐患。

烤

烹饪的方法：是利用火或电的热量辐射，使菜肴直接成熟的烹调方法。

不选的理由：烤制尤其是烧烤的食物，肉类中的核酸与大多数氨基酸在加热分解时产生基因突变物质，这些物质可能会导致癌症的发生，并且烤制食物多为高热量、高脂肪食物，不利于控制血脂。

烹饪的方法：使食物受热，并使之带有烟熏的香味的烹调方法。

不选的理由：熏制食物的过程会产生有害物质，并且脂肪含量非常高，不仅如此，还含有相当数量的胆固醇。此外，熏制的食物一般为了入味含盐量较高。所以，想控制血脂异常不适合食用此种食物。

多食食物纤维，降低胆固醇

食物纤维指人体的消化酶不能分解，不能被身体吸收和利用的食品成分的总称。食物纤维能促使胆汁液向体外排泄，随之必须及时补充流失的胆汁液，而胆固醇是胆汁液的主要原料，为了生成胆汁液，体内的胆固醇就会被消耗，进而胆固醇就降低了。

此外，食物纤维不仅可以排除胆汁液，还能将胆固醇排出去，进而使食物中的脂肪被肠道吸收的速度减缓，从而抑制了甘油三酯的升高。

多食用食物纤维的窍门

1. 吃富含膳食纤维的菜肴，如红薯蒸饭、蒜蓉蒸南瓜等。
2. 将蔬菜加热后食用，因为蔬菜经过煮、焯等形式后，体积会减少，就容易多吃一些。
3. 将市面上出售的家常菜作为辅助菜肴食用，如豆腐丝、凉拌菜等，在不能很好吃到新鲜蔬菜的时候，作为家常菜的配菜食用也是不错的选择。
4. 常吃花样主食，在米饭中加上大麦或者糙米等做成米饭。面包可以选择一些全麦面包等。

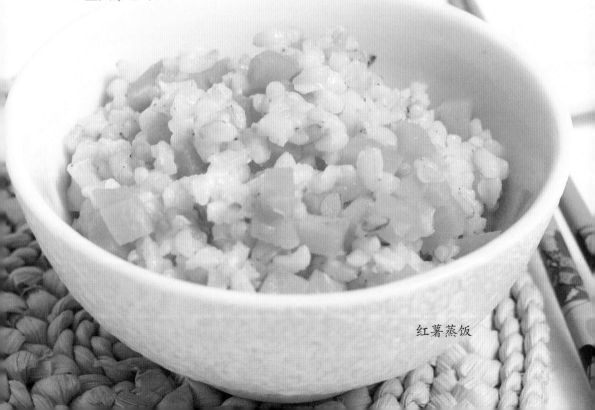

红薯蒸饭

外出就餐宜少油、低热食物

　　对于血脂异常人群，在外就餐时，应尽量选择营养均衡、油脂少、低热量的食物，养成点鱼类而不点肉类菜肴的习惯，在鱼类菜肴中，沙丁鱼、青花鱼等青背鱼是首选。

在外就餐不让脂肪升高的小窍门

1. 在外面应酬时，要尽量选择午餐，不要选择晚餐。
2. 点菜时要注意菜品的多样化，这样才能保证营养均衡。鱼类、肉类、豆腐、蔬菜类等应该均衡，这样可以有效地控制胆固醇的上升。
3. 不要连续吃一样的食物，要注意更换花样。
4. 应注意去掉食物中高脂肪含量的部分，比如在吃油炸食品时，要将吸收了大量油脂的面衣去除。
5. 尽量不要饮用白酒，并且在下酒菜的选择上，要避免选择香肠等加工食品及油炸、腌制食品，可选择鱼、豆制品、蔬菜等。

外出就餐如何更安全

	比较安心的食物	如果可能，应尽量避开的食物
中餐	清汤火锅、麻婆豆腐、葱爆大虾、清蒸鱼贝类、醋拌凉菜、炖菜类等	干炸类菜、炸春卷、肉包子、炒饭、炒面、叉烧肉、糯米鸡、梅菜扣肉、韭菜炒肝等
西餐	鱼贝类意大利面、红酒蜗牛、红酒蒸鳕鱼等	奶汁烤菜、奶酪烤菜、汉堡包、肉酱意大利面、奶油意大利面等
日本料理	沙丁鱼、螃蟹、贝类、生鱼片等	带脂肪的金枪鱼
韩式料理	大酱汤、鱼类铁板烧、鱼类砂锅饭等	烤五花肉等
快餐店	蔬菜类份饭等	炸肉类盖饭、鸡蛋鸡肉盖饭等

抗氧化食物可防止胆固醇堆积

抗氧化剂可以清除血液中的自由基，防止坏胆固醇氧化、堆积。新鲜食物中的维生素C、维生素E及胡萝卜素等就属于天然抗氧化剂，所以我们常吃抗氧化食物，能有效控制血脂异常的发生。

自然界中10种最佳抗氧化食物如下：

番茄

营养素分析：番茄中维生素C、番茄红素、类胡萝卜素等含量很丰富。

最佳食用法：煮熟后食用或者制成番茄酱、番茄汁。

葡萄

营养素分析：葡萄籽和葡萄皮中白藜芦醇的抗氧化能力是维生素C的20倍，是维生素E的50倍。

最佳食用法：每日喝适量红葡萄酒，能完整吸收白藜芦醇。

绿茶

营养素分析：绿茶中的儿茶素对抗脂质氧化作用显著。

最佳食用法：常喝未发酵的绿茶，能完整摄取儿茶素。

鲑鱼

营养素分析：鲑鱼含有大量不饱和脂肪酸，可以抑制胆固醇和甘油三酯的合成，对控制血脂异常有显著效果。

最佳食用法：最好水煮，建议每周吃2次。

坚果

营养素分析：坚果富含丰富的维生素E和不饱和脂肪酸，具有良好的抗氧化作用。

最佳食用法：摄取过多会导致发胖，最好取少量和蔬菜一起食用。

西蓝花

营养素分析：西蓝花含有丰富的胡萝卜素、维生素C，还有槲皮素等，对抗胆固醇氧化作用显著。

最佳食用法：先焯烫，再大火快炒，可保留大部分营养。

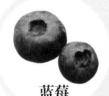

蓝莓

营养素分析：莓类水果中胡萝卜素、维生素C含量都很丰富，抗氧化作用显著。

最佳食用法：蓝莓以果酱形式食用，健康效果最好。

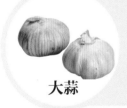

大蒜

营养素分析：大蒜中的硒是超强的抗氧化剂，且大蒜中的硫化物能清除血管壁中堆积的脂肪。

最佳食用法：蒜泥先在室温放置10～15分钟，让蒜氨酸与蒜酶在空气中充分结合产生大蒜素后再食用，效果最好。

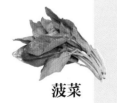

菠菜

营养素分析：菠菜中的胡萝卜素、维生素C、叶黄素、类黄酮等都是抗氧化的好帮手。

最佳食用法：烹饪菠菜时最好用开水焯一下，经过水焯以后，大部分的草酸可以释出。

燕麦

营养素分析：燕麦中的膳食纤维、植酸、植物固醇、维生素E等，抗氧化效果很好。

最佳食用法：食用燕麦片的一个关键是避免长时间高温煮，以防止维生素被破坏。

血管畅通，营养素当"先锋"

营养素是维持人体健康以及提供生长、发育和劳动所需营养的物质。营养素缺乏易导致细胞营养不良，易患高血压、糖尿病、血脂异常、冠心病、肿瘤等症。对血脂异常人群来讲，下面营养素有助于降低血脂。

膳食纤维 促进脂蛋白代谢　　摄入量：每天 25~35 毫克

最佳食物来源（每 100 克含量）

名称	含量	适用量
裙带菜（干）	40.6 毫克	15~20 克 / 天
小麦皮	31.3 毫克	20~30 克 / 天
魔芋	20~30 毫克	80 克 / 天
黄豆	15.5 毫克	40 克 / 天
豌豆	10.4 毫克	50 克 / 天
黑豆	10.2 毫克	40 克 / 天
红豆	7.7 毫克	30 克 / 天
荞麦	6.5 毫克	60 克 / 天
燕麦	5.3 毫克	40 克 / 天

营养师告诉你

膳食纤维摄取过多会产生胀气，干扰矿物质吸收，尤其老人和孩子要注意量的控制。

降脂功效一点通

膳食纤维有水溶性和非水溶性两种。

1. 水溶性膳食纤维存在于海藻、水果中，能够起到柔软粪便、通便的作用，还能抑制胆固醇的吸收，使得血液中的胆固醇水平下降，从而起到清除血液废物的功效。

2. 非水溶性膳食纤维可促进大便排出，增加肠内有益菌以及调整肠内环境，这样可以间接地降低甘油三酯的水平。

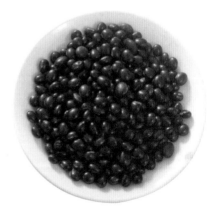

黑豆

维生素 E 防止动脉硬化   摄入量：每天 14 毫克

最佳食物来源（每100克含量）

名称	含量	适用量
豆油	93.08 毫克	20 克 / 天
葵花子仁	79.09 毫克	20 克 / 天
香油	68.53 毫克	20 克 / 天
玉米油	50.94 毫克	20 克 / 天
黑芝麻	50.40 毫克	10 克 / 天
核桃	41.17 毫克	20 克 / 天
芝麻酱	35.09 毫克	10~20 克 / 天

降脂功效一点通

1. 维生素 E 可促进脂质分解、代谢，有助于胆固醇的转运与排泄，使血脂保持稳定。
2. 维生素 E 有超强的抗氧化能力，可减少巨噬细胞产生，预防动脉硬化。
3. 具有抗凝功能，能帮助血液畅通地流过有脂肪斑的血管。

维生素 B_2 有助减轻体重   摄入量：每天 1.6 毫克

最佳食物来源（每100克含量）

名称	含量	适用量
奶酪	0.91 毫克	20~30 克 / 天
鹌鹑蛋	0.49 毫克	30~40 克 / 天
鸭蛋	0.35 毫克	50 克 / 天
黑豆	0.33 毫克	60 克 / 天
螃蟹	0.28 毫克	80~100 克 / 天
鸡蛋	0.27 毫克	50 克 / 天
酸奶	0.15 毫克	250 毫升 / 天

降脂功效一点通

1. 维生素 B_2 参与体内三大生热营养素代谢过程，与维生素 B_1、维生素 B_6 合作，共同消化、吸收蛋白质脂肪，降低血胆固醇，防治血管硬化，改善脂肪代谢，保持脂肪酸均衡。
2. 还能促进机体发育和细胞的再生，使皮肤、指甲、毛发健康生长，减轻眼疲劳，维持机体健康。

维生素 C　降低胆固醇

摄入量：每天 100 毫克

最佳食物来源（每 100 克含量）

名称	含量	适用量
酸枣	900 毫克	30 克 / 天
枣（鲜）	243 毫克	3~5 颗 / 天
小红辣椒	144 毫克	15 克 / 天
莼菜	89 毫克	30 克 / 天
芥蓝	76 毫克	100 克 / 天
青椒	62 毫克	60 克 / 天
猕猴桃	62 毫克	100 克 / 天

降脂功效一点通

1. 可增加好胆固醇的含量，促进坏胆固醇的代谢，降低甘油三酯的含量。
2. 防止胆固醇在动脉内壁沉积，并溶解已沉积在血管内壁的动脉粥样硬化斑块。
3. 对抗游离自由基，有助于防癌、降低胆固醇、防止坏血病。
4. 改善心肌功能，降低毛细血管的脆性，增强机体抵抗力。

胡萝卜素　改善血脂水平

摄入量：每天 4 毫克

最佳食物来源（每 100 克含量）

名称	含量	适用量
白薯叶	5.968 毫克	200 克 / 天
胡萝卜	4.01 毫克	60 克 / 天
百里香	3.51 毫克	10~15 毫克 / 天
芥蓝	3.45 毫克	100 克 / 天
芹菜叶	2.93 毫克	50~60 克 / 天
香菜	2.83 毫克	7~10 克 / 天
豌豆尖	2.71 毫克	50 克 / 天

降脂功效一点通

1. 胡萝卜素能改善人体的血脂水平，具有预防动脉硬化、冠心病、血脂异常等作用。
2. 胡萝卜素还有超强的抗氧化能力，长期食用可防止脂质氧化，避免血管堵塞。
3. 胡萝卜素可以在体内转变为维生素 A，维生素 A 也能够强化黏膜的功能，防止体内病原体导致的传染病对血液的"污染"，起到血液净化作用。

维生素 B₃　改善代谢循环　　摄入量：每天 10~15 毫克

最佳食物来源（每100克含量）

名称	含量	适用量
香菇	20.5 毫克	50 克 / 天
炒花生仁	18.9 毫克	20 克 / 天
铁观音茶	18.5 毫克	15 克 / 天
鸡	15.7 毫克	100 克 / 天
小麦皮	12.5 毫克	20~30 克 / 天
炒榛子	9.8 毫克	10~15 个 / 天
桂圆肉	8.9 毫克	4~5 个

降脂功效一点通

1. 维生素 B₃ 可降低甘油三酯、低密度脂蛋白胆固醇水平，同时能升高高密度脂蛋白胆固醇水平，清除血管内多余的血脂。
2. 维生素 B₃ 可增强肠胃功能，改善全身代谢循环，促进胆固醇的排出。

钾　防止血管硬化　　摄入量：每天 2 000 毫克

最佳食物来源（每100克含量）

名称	含量	适用量
松子仁	502 毫克	10~25 克 / 天
香蕉	256 毫克	150 克 / 天
蒜苗	226 毫克	40~85 克 / 天
青椒	142 毫克	60~150 克 / 天
荷兰豆	116 毫克	100 克 / 天
红薯	111 毫克	120 克 / 天
葡萄	104 毫克	80 克 / 天

降脂功效一点通

1. 钾进入血液后，和血液中的油脂、代谢垃圾结合乳化，能有效地溶解沉积在血管壁上的影响血液流通的"胆固醇硬化斑块"，并将这些体内垃圾排出体外，起到降低血脂的作用。
2. 钾还能调节心跳、降低血压，预防血管受损、硬化，因此可维持良好的血管环境，减少脂质附着。

钙 活化体内的脂肪消化酶

摄入量：每天 800 毫克

最佳食物来源（每 100 克含量）

名称	含量	适用量
田螺	1 030 毫克	50 克 / 天
芝麻酱	1 170 毫克	10~20 克 / 天
虾皮	991 毫克	5~10 克 / 天
黑芝麻	780 毫克	10 克 / 天
白芝麻	620 毫克	10 克 / 天
虾仁	555 毫克	50 克 / 天
花茶	454 毫克	10 克 / 天

降脂功效一点通

1. 钙能活化人体内的脂肪消化酶，有助于提高人体消化脂肪和糖类的能力，避免热量囤积形成肥胖，改善血管弹性，保护心脑血管健康。
2. 还能控制肌肉收缩，促进激素分泌，强化神经系统，减少脂肪堆积。

镁 利于血糖代谢，防脂质堆积

摄入量：每天 320~360 毫克

最佳食物来源（每 100 克含量）

名称	含量	适用量
菠菜	183 毫克	180 克 / 天
海蜇皮	124 毫克	35~50 克 / 天
黑枣	46 毫克	50 克 / 天
芦柑	45 毫克	50~100 克 / 天
土鸡	40 毫克	80~100 克 / 天
大黄花鱼	39 毫克	90 克 / 天
牛肉	20 毫克	75 克 / 天

降脂功效一点通

1. 镁在血糖转变为能量的过程中扮演重要角色，可预防代谢不良引发脂质囤积以及代谢综合征。
2. 还能降低"坏胆固醇"低密度脂蛋白水平，有效地降低血脂浓度，防止动脉硬化，保护心脑等生命器官。

锌　清除胆固醇

摄入量：每天 12~15 毫克

最佳食物来源（每100克含量）

名称	含量	适用量
山核桃	6.42 毫克	20~30 克 / 天
虾米	3.82 毫克	20 克 / 天
蛋黄	3.79 毫克	25~50 克 / 天
泥鳅	2.76 毫克	80 克 / 天
黄鳝	2.5 毫克	50 克 / 天
无花果	1.42 毫克	40 克 / 天
沙丁鱼	1.4 毫克	90 克 / 天

降脂功效一点通

1. 锌可影响脂质代谢，有助于提高高密度脂蛋白水平，清除外围组织中的胆固醇，预防或延缓血脂异常的发生。
2. 还可以加强胰岛素对血糖的作用，消除沉积的胆固醇，维持血管的弹性。

铜　保持血管弹性

摄入量：每天 0.9 毫克

最佳食物来源（每100克含量）

名称	含量	适用量
生蚝	11.50 毫克	20 克 / 天
鹅肝	7.78 毫克	40~50 克 / 天
口蘑	5.88 毫克	30 克 / 天
酸梨	4.46 毫克	60 克 / 天
杏仁	2.54 毫克	40~70 克 / 天
芝麻	1.41 毫克	30 克 / 天
百合	0.24 毫克	25 克 / 天

降脂功效一点通

1. 铜是组成胆固醇和糖代谢酶的重要元素，可降低血中甘油三酯及胆固醇的浓度，并促进胶原蛋白生成，保持血管弹性。
2. 铜能发挥抗氧化作用，避免血管破损造成胆固醇附着。

锰 防止脂质过氧化形成沉淀

摄入量：每天 2~3 毫克

最佳食物来源（每100克含量）

名称	含量	适用量
莲子	8.23 毫克	30 克 / 天
腐竹	2.55 毫克	20~40 克 / 天
板栗	1.53 毫克	100 克 / 天
猕猴桃	0.73 毫克	100~200 克 / 天
杨梅	0.72 毫克	30 克 / 天
蚕豆	0.55 毫克	50 克 / 天
玉米	0.51 毫克	70 克 / 天

降脂功效一点通

1. 锰与某种抗氧化酶合成有关，可抑制血液中的自由基产生，防止脂质过氧化形成沉淀。
2. 锰还能关系到脂肪代谢酶和糖代谢酶的活化，维持二者正常代谢，有利于甘油三酯和胆固醇在人体内的转化、输送及排出。

硒 调节体内胆固醇代谢

摄入量：每天 0.1~0.2 毫克

最佳食物来源（每100克含量）

名称	含量	适用量
干贝	76.35 微克	20~30 克 / 天
鹅蛋	27.24 微克	20 克 / 天
鹌鹑蛋	25.46 微克	30 克 / 天
白果	14.50 微克	15~25 克 / 天
腐竹	6.65 微克	20~40 克 / 天
芋头	1.45 微克	60 克 / 天
茴香	0.77 微克	40 克 / 天

降脂功效一点通

1. 硒能在细胞质中破坏过氧化物，依靠其强大的抗氧化功能，可调节体内胆固醇及三酰甘油代谢，降低血黏度，预防心血管疾病发生。
2. 对于血管壁上已沉积的胆固醇，硒能起到清除、破坏的作用。
3. 硒对抗脂肪氧化能力比维生素 E 强 50~100 倍，能够抑制血液中脂质氧化、形成沉积，保持血脂代谢通畅。

小食材，帮你拦住血脂上升

饮食是控制血脂必不可少的环节，保证健康血脂应该从自己的饮食做起，多吃些能帮助调节血脂有益的食材。

〔谷薯类〕

玉米

降低胆固醇浓度

性味归经： 性平，味甘，归胃、大肠经
最佳食用量： 鲜玉米 100 克 / 天
最佳食用方法： 鲜煮、煮粥、炒菜
最佳食用时间： 早餐

营养成分（每 100 克可食部分）

名称	含量
热量	106 千卡
脂肪	1.2 克
蛋白质	4 克
碳水化合物	22.8 克
膳食纤维	2.9 克
维生素 C	16 毫克

饮食宜忌

1. 玉米的胚尖营养丰富，食用时应把胚尖全部吃进。
2. 食用鲜玉米以六七分熟为好，太嫩水分太多，太老淀粉增多、蛋白质减少，口味也欠佳。

降脂功效一点通

1. 玉米中含丰富的维生素 B_3，能降低血清胆固醇、甘油三酯的浓度。
2. 玉米所含亚油酸和玉米胚芽中的维生素 E 协同作用，可降低血液中胆固醇的浓度，防止其在血管壁上沉积。

相宜相克

✅ **玉米 + 豆类 = 补充色氨酸**

玉米含有的蛋白质中缺乏色氨酸，宜与富含色氨酸的豆类搭配食用。

❌ **玉米 + 土豆 = 淀粉含量过高**

玉米和土豆同食，会使体内吸收淀粉过多，从而导致体重增加、血糖上升，不利于血脂稳定。

蒸玉米棒 降脂效果好，营养不流失

材料 玉米棒 2 根（约 300 克）。

做法

1 玉米棒去玉米皮和玉米须，洗净。

2 蒸锅置火上，倒入适量清水，放上蒸屉，放入玉米蒸制，待锅中的水开后再蒸 20 分钟即可。

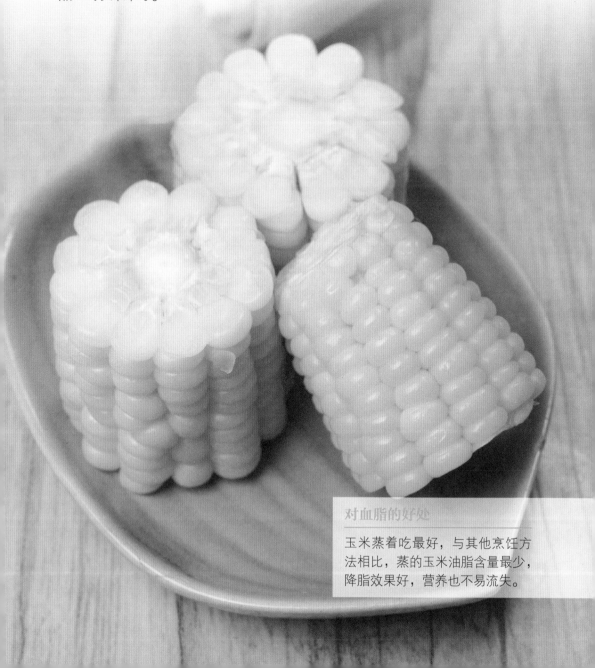

对血脂的好处

玉米蒸着吃最好，与其他烹饪方法相比，蒸的玉米油脂含量最少，降脂效果好，营养也不易流失。

燕麦

降脂减肥刮油最佳食品

性味归经： 性平，味甘，归肝、脾、胃经
最佳食用量： 40 克 / 天
最佳食用方法： 煮粥、焙烤
最佳食用时间： 早餐

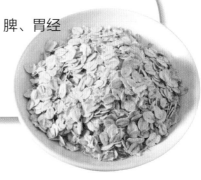

营养成分（每100克可食部分）

名称	含量
热量	367 千卡
脂肪	6.7 克
蛋白质	15 克
碳水化合物	66.9 克
膳食纤维	5.3 克
钙	186 毫克
铁	7 毫克

饮食宜忌

1. 燕麦尤其适合高血压、血脂异常、动脉硬化、盗汗、水肿、习惯性便秘的人食用。
2. 煮燕麦粥时加碱，会损失大量 B 族维生素。
3. 燕麦富含膳食纤维，一次不宜吃太多，以免造成胃痉挛或胀肚。

降脂功效一点通

1. 燕麦中含有丰富的亚油酸，可降低血清胆固醇、甘油三酯的浓度。
2. 燕麦中还富含可溶性膳食纤维，可推动肠蠕动，减少胆固醇在大肠、小肠内被吸收的机会。
3. 燕麦中可溶性膳食纤维又可与胆汁酸、胆固醇结合，从而降低血清胆固醇浓度，有效降血脂。

相宜相克

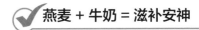

✓ 燕麦 + 牛奶 = 滋补安神

燕麦和牛奶一起食用，可以同时补充膳食纤维、蛋白质及多种维生素，营养丰富，还可安神。

✗ 燕麦 + 菠菜 = 阻碍钙的吸收

燕麦中含有钙质，而菠菜中丰富的草酸会阻碍钙的吸收。

凉拌燕麦面

加速肠胃蠕动

材料　燕麦面、黄瓜各 100 克。

调料　盐、香油、蒜末各适量。

做法

1 燕麦面加适量水和成光滑的面团，饧 20 分钟后擀成一大张薄面片，将面片切成细丝后蘸燕麦面抓匀、抖开，即成燕麦手擀面。

2 将燕麦手擀面煮熟，捞出晾凉；黄瓜洗净，切成丝。

3 将黄瓜丝撒在煮好的燕麦手擀面上，加入盐、蒜末、香油调味即可。

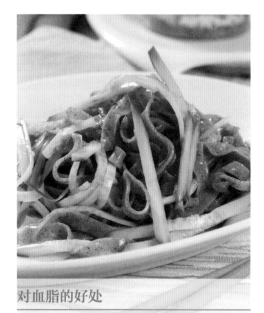

对血脂的好处

煮熟的燕麦面搭配其他蔬菜凉拌食用，用香油提香，减少用油量，口感清淡，降脂效果显著。

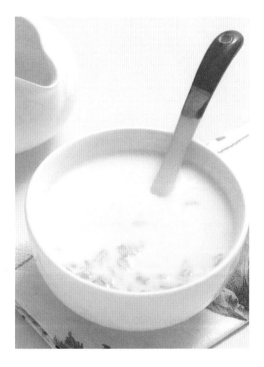

燕麦牛奶粥

降低胆固醇吸收

材料　燕麦片 50 克，牛奶 250 毫升。

做法

1 将燕麦片放入煮锅中，加少量清水大火煮沸，并不断搅拌煮至熟软。

2 将牛奶倒入煮软的燕麦粥中，小火煮开即可食用。

对血脂的好处

燕麦要煮至熟软，牛奶不要煮得太过，以防蛋白质变性，丧失营养成分。牛奶燕麦一同食用，既可降脂，又可增加蛋白质，一举两得。

荞麦

促进血液中胆固醇的排出

性味归经： 性平，味甘，归脾、胃经
最佳食用量： 50 克 / 天
最佳食用方法： 煮粥、蒸
最佳食用时间： 三餐均可

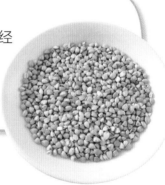

营养成分（每 100 克可食部分）

名称	含量
热量	324 千卡
脂肪	2.3 克
蛋白质	9.3 克
膳食纤维	6.5 克
维生素 E	4.4 毫克

饮食宜忌

1. 荞麦米口感较粗糙，烹调时宜加些大米，让其口感变得滑软一些。
2. 荞麦一次不可食用太多，否则易造成消化不良。
3. 荞麦中所含的维生素 P 与芸香素属于水溶性物质，所以荞麦面等荞麦制品适合煮成汤面，以便将溶于汤汁中的营养成分一起完整摄取。

降脂功效一点通

1. 荞麦中含有丰富的水溶性膳食纤维，能够促进血液中胆固醇的排出，降低血清胆固醇、甘油三酯等的浓度。
2. 其中所含有的亚油酸和维生素 E 相互作用，也可降低血液中胆固醇的浓度，并防止其在血管壁上沉积。
3. 荞麦中含的维生素 P 能够降低血液中的胆固醇，软化血管。

相宜相克

✔ 荞麦 + 蛋 = 维持系统健康

荞麦中含有维生素 B_3，蛋类中含有色氨酸，搭配食用可以提升体内维生素 B_3 的含量，有助于维持神经和消化系统的健康。

✘ 荞麦 + 蛤蜊 = 破坏营养

蛤蜊中维生素 B_1 分解酶会破坏荞麦中的维生素 B_1，影响营养成分的吸收。

荞麦粥　促进胆固醇排出

材料　荞麦 50 克，大米 25 克。

调料　蜂蜜适量。

做法

1 荞麦淘洗干净，浸泡 3 小时；大米淘洗干净，浸泡 30 分钟。

2 锅置火上，加适量清水煮沸，放入荞麦、大米，用大火煮沸，转小火熬成稠粥，最后加蜂蜜调味即可。

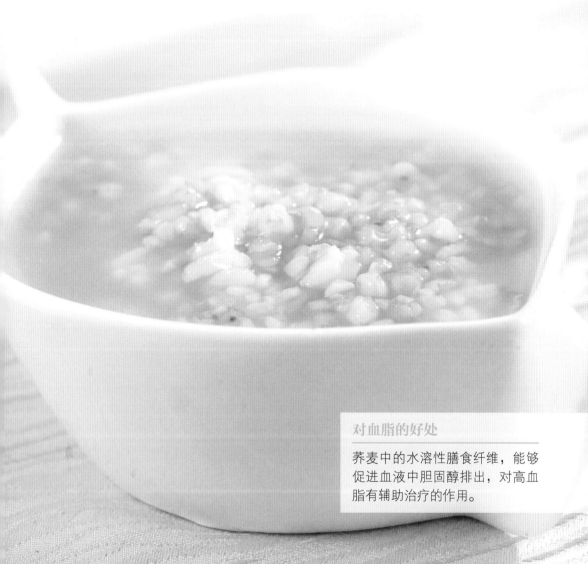

对血脂的好处

荞麦中的水溶性膳食纤维，能够促进血液中胆固醇排出，对高血脂有辅助治疗的作用。

薏米

防止胆固醇在血管壁上沉积

性味归经： 性寒，味甘，归脾、胃、大肠经
最佳食用量： 50~100 克 / 天
最佳食用方法： 煮粥
最佳食用时间： 三餐均可

营养成分（每 100 克可食部分）

名称	含量
热量	357 千卡
脂肪	3.3 克
蛋白质	12.8 克
碳水化合物	71.1 克
膳食纤维	2 克
钙	42 毫克
维生素 B_1	0.22 毫克

饮食宜忌

1. 薏米有化湿滑利的作用，有诱发流产的可能，所以孕妇应忌食。另外，遗精、遗尿患者也不宜过多食用薏米。
2. 食用薏米前先炒一下，可减轻薏米的寒凉，健脾效果更好。

降脂功效一点通

1. 薏米中含有丰富的水溶性膳食纤维，能够促进血液中胆固醇的排出，降低血清胆固醇、甘油三酯的浓度。
2. 薏米中所含有的亚油酸和维生素 E 相互作用，也可降低血液中胆固醇的浓度，并防止其在血管壁上沉积。

相宜相克

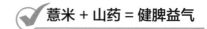 **薏米 + 山药 = 健脾益气**

薏米和山药同食可以缓解身体疲倦无力等症状，还能够补气健脾。

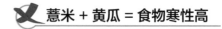 **薏米 + 黄瓜 = 食物寒性高**

薏米和黄瓜都属凉性食物，同食可能会对肠胃虚弱的人有不良影响。

薏米南瓜粥   促进胆固醇排出

材料 南瓜 200 克，薏米、大米各 50 克，银耳、枸杞子各适量。

调料 蜂蜜适量。

做法

1 将南瓜洗净去皮，切成丁状，大米和薏米、枸杞子洗净备用，大米泡 30 分钟，薏米泡 2 小时，银耳用冷水浸泡 1 小时，充分泡软后备用。

2 在煮锅中倒入清水，用大火加热，水开后加入薏米，转成小火煮 20 分钟，加大米煮 30 分钟。

3 放入南瓜丁和银耳，用小火继续煮 15 分钟，最后放入枸杞子再煮 5 分钟关火，食用时可加入蜂蜜调味。

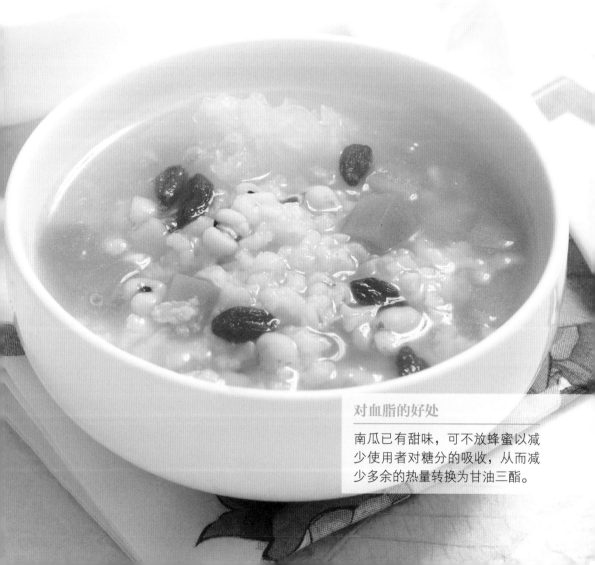

对血脂的好处

南瓜已有甜味，可不放蜂蜜以减少使用者对糖分的吸收，从而减少多余的热量转换为甘油三酯。

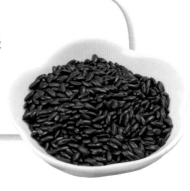

黑米

抗氧化，防止血管疾病

性味归经： 性温，味甘，归脾、胃经
最佳食用量： 50 克 / 天
最佳食用方法： 煮粥
最佳食用时间： 三餐均可

营养成分（每 100 克可食部分）

名称	含量
热量	333 千卡
脂肪	2.5 克
蛋白质	9.4 克
碳水化合物	72.2 克
膳食纤维	3.9 克
锌	3.8 毫克
维生素 E	0.22 毫克

饮食宜忌

1. 黑米的米粒外包裹着一层坚韧的种皮，不容易煮烂，煮粥前最好先浸泡一夜。
2. 黑米未煮烂的情况下不要食用，否则会影响消化，增加肠胃负担。

降脂功效一点通

1. 黑米中含丰富的维生素 E，能降低血清胆固醇、甘油三酯的浓度。
2. 黑米中所含有的维生素 E，可降低血液中胆固醇的浓度，并防止其在血管壁上沉积。

相宜相克

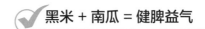

黑米 + 南瓜 = 健脾益气

黑米和南瓜都具有降糖降压的作用，同食对糖尿病、血脂异常和高血压等都有很好的防治效果。

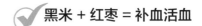

黑米 + 红枣 = 补血活血

黑米和红枣都含有丰富的铁质，同食可以活血补血，增强体质。

黑米面馒头 防止胆固醇沉积

材料 面粉 200 克,黑米粉 60 克。

调料 酵母粉适量。

做法

1 面粉和黑米粉倒入盆中拌匀;将酵母倒入水中,待完全溶解后将酵母水慢慢倒入面粉中(边搅拌边倒入适量酵母水),直至揉成光滑的面团。

2 盆上盖层保鲜膜,发酵至原来体积的 2 倍时取出。

3 面团放至案板上再次揉匀,待内部无明显气孔后,搓成长条,切成数份,每份分别搓圆,成馒头生坯。

4 将馒头生坯放在打湿后拧干的屉布上,入冷水蒸锅中,盖盖发酵约 20 分钟,开大火,上汽后,转中小火蒸 15 分钟关火,3 分钟后揭盖将馒头取出即可。

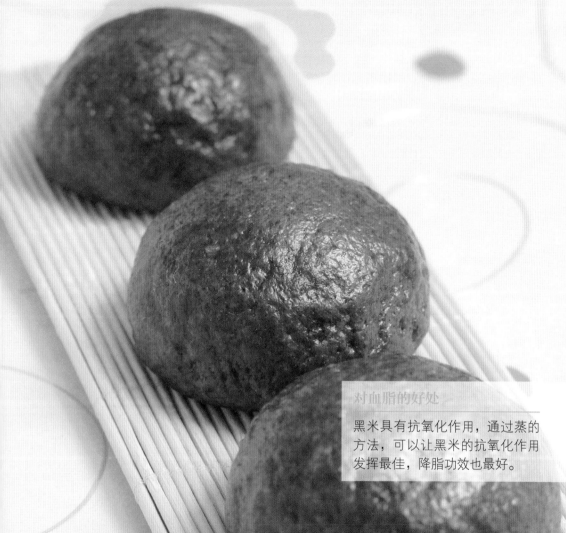

对血脂的好处

黑米具有抗氧化作用,通过蒸的方法,可以让黑米的抗氧化作用发挥最佳,降脂功效也最好。

魔芋

血液垃圾的清洁者

性味归经： 性温，味甘，归心、脾、膀胱经

最佳食用量： 80克/天

最佳食用方法： 凉拌、炒菜

最佳食用时间： 中餐、晚餐

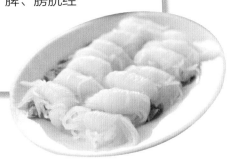

营养成分（每100克可食部分）

名称	含量
热量	37千卡
脂肪	0.1克
蛋白质	4.6克
碳水化合物	78.8克
膳食纤维	74.4克
钙	45毫克
锌	2.05毫克

饮食宜忌

1. 生魔芋有毒，必须煎煮3小时以上才可食用，且每次食量不宜过多。
2. 烹制魔芋前，用盐搓一搓，能使烹出来的魔芋味道更好。

烹调提醒

魔芋豆腐、魔芋丝、魔芋块等魔芋食品用来烧制或凉拌最好。

降脂功效一点通

1. 魔芋的膳食纤维在肠胃中能吸收水分膨胀，增强饱腹感，形成胶态物质，延缓脂肪的吸收，从而使血脂水平逐渐下降。
2. 魔芋中富含的膳食纤维还能促进胆固醇转化为胆酸，减少胆酸通过肝脏再循环，从而降低胆固醇浓度，抑止胆固醇浓度的上升。

相宜相克

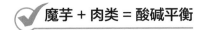

✓ 魔芋 + 肉类 = 酸碱平衡

魔芋和肉类搭配，有利于保持人体的酸碱平衡。两者合用可使魔芋吸收肉的鲜美，使肉不过于油腻。

✓ 魔芋 + 蔬菜 = 提高营养价值

魔芋经过加工，会流失一些矿物质、维生素，搭配富含矿物质和维生素的蔬菜一并食用，能提高营养价值。

凉拌魔芋丝 延缓脂肪吸收

材料 魔芋丝 150 克,火腿、黄瓜各 20 克。

调料 香油、葱段、姜丝、盐、鸡精、白糖各适量。

做法

1 将魔芋丝洗净;黄瓜洗净切丝;火腿切丝。

2 魔芋丝放入滚水中焯烫捞起,沥干备用。

3 魔芋丝、火腿丝、黄瓜丝、葱段、姜丝全部放入碗中,加盐、鸡精、白糖、香油搅拌均匀即可。

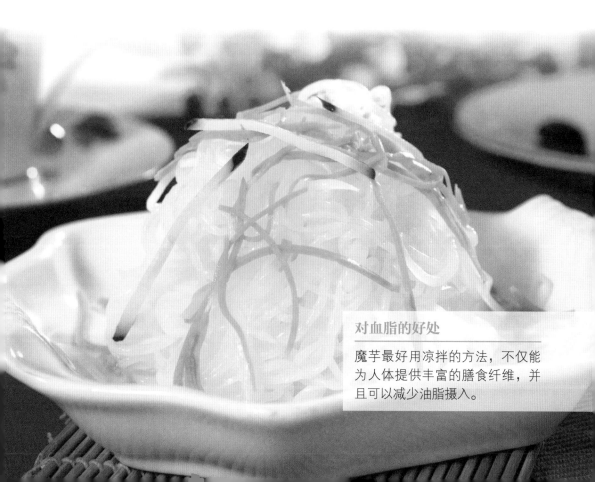

对血脂的好处

魔芋最好用凉拌的方法,不仅能为人体提供丰富的膳食纤维,并且可以减少油脂摄入。

黄豆

降脂豆中的"黄金豆"

性味归经： 性平，味甘，归脾、胃、大肠经
最佳食用量： 40 克 / 天
最佳食用方法： 炒菜、凉拌、豆浆、煮粥
最佳食用时间： 三餐均可

营养成分（每 100 克可食部分）

名称	含量
热量	359 千卡
脂肪	16 克
蛋白质	34 克
碳水化合物	34.2 克
膳食纤维	15.5 克
钙	191 毫克
维生素 B$_1$	0.41 毫克
锌	2.05 毫克

饮食宜忌

1. 黄豆不可生吃，有毒，食用了不完全熟的黄豆可能出现腹胀、腹泻、呕吐、发烧等不同程度的食物中毒症状。
2. 煮黄豆前先将黄豆用水泡一会儿，在煮的时候放一些盐，这样不仅容易煮熟，也更容易入味。

降脂功效一点通

1. 黄豆富含皂苷，可消耗胆酸，胆酸消耗后需要动用体内胆固醇继续制造胆酸以补充胆酸，从而促进了胆固醇的代谢。
2. 黄豆还富含亚油酸、不饱和脂肪酸，均具有降低血液中胆固醇的作用，可减少动脉硬化的发生，预防血脂异常、冠心病等疾病。

相宜相克

✔ 黄豆 + 黄瓜 = 减脂减肥

黄豆和黄瓜都具有降脂的作用，二者搭配可以降低胆固醇，减少脂肪的吸收。

✘ 黄豆 + 虾皮 = 影响钙的吸收

虾皮中含有丰富的钙质，和黄豆混合食用会影响钙质的吸收。

四喜黄豆　促进胆固醇代谢

材料　黄豆 120 克，青豆粒、胡萝卜、莲子、瘦肉各 30 克。

调料　植物油、盐、白糖、料酒、水淀粉各适量。

做法

1 将材料分别洗净后，瘦肉切粒，胡萝卜去皮切粒，黄豆先用清水浸泡 2 小时后煮熟备用，莲子煮熟。

2 将瘦肉粒中加适量盐、料酒、水淀粉腌好后，倒入油锅中炒熟，再往油锅中加入黄豆、青豆粒、胡萝卜粒和莲子。

3 将熟时，加入盐、白糖调味，再加入水淀粉勾芡即可。

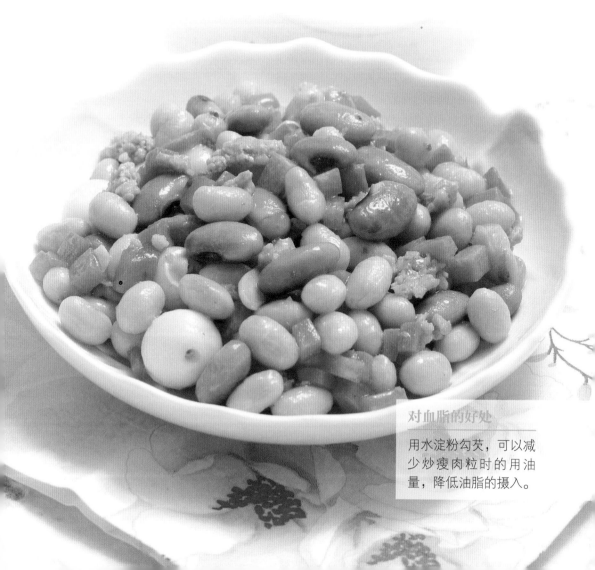

对血脂的好处

用水淀粉勾芡，可以减少炒瘦肉粒时的用油量，降低油脂的摄入。

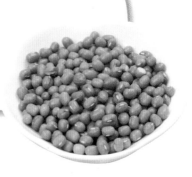

绿豆

降血脂的"良药"

性味归经： 性凉，味甘，归心、胃经

最佳食用量： 50~100克/天

最佳食用方法： 煲汤、煮粥、糕点

最佳食用时间： 夏天

营养成分（每100克可食部分）

名称	含量
热量	316千卡
脂肪	0.8克
蛋白质	21.6克
碳水化合物	62克
膳食纤维	6.4克
锌	2.18毫克
维生素B$_1$	0.25毫克

饮食宜忌

1. 绿豆不宜煮得过烂，以免使有机酸和维生素遭到破坏，降低清热解毒功效。
2. 绿豆尤其适合热性体质、高血压及水肿患者食用。
3. 体质虚弱、脾胃虚寒、肾气不足以及腰痛的人、正在服用中药的人不宜多食。

降脂功效一点通

1. 绿豆中所含的植物甾醇结构与胆固醇相似，植物甾醇与胆固醇竞争酯化酶，使胆固醇不能酯化而减少肠道对胆固醇的吸收。
2. 并可通过促进胆固醇异化，或在肝脏内阻止胆固醇的生物合成等途径，使血清胆固醇含量降低，有效降低血脂。

相宜相克

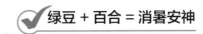

✔ **绿豆 + 百合 = 消暑安神**

绿豆具有清热解毒的作用，百合可以润肺滋阴，两者搭配能够消暑安神。

✘ **绿豆 + 狗肉 = 产生毒素**

绿豆和狗肉同吃会产生对身体有害的毒素，引起食物中毒。

绿豆海带粥　降低血清胆固醇含量

材料　大米、海带丝、绿豆各 50 克。

调料　白糖适量。

做法

1 大米洗净后，用清水浸泡 1 小时；海带洗净切丝备用；绿豆洗净后用清水浸泡 2 小时。

2 将大米连同浸泡的水倒入煮锅中煮沸，再将海带丝倒入大米粥中一同煮沸，改小火焖煮。

3 将浸泡后的绿豆放入蒸锅中蒸熟，再加入大米粥内一同焖煮，直至粥软烂，再加入白糖调味，煮匀即可关火。

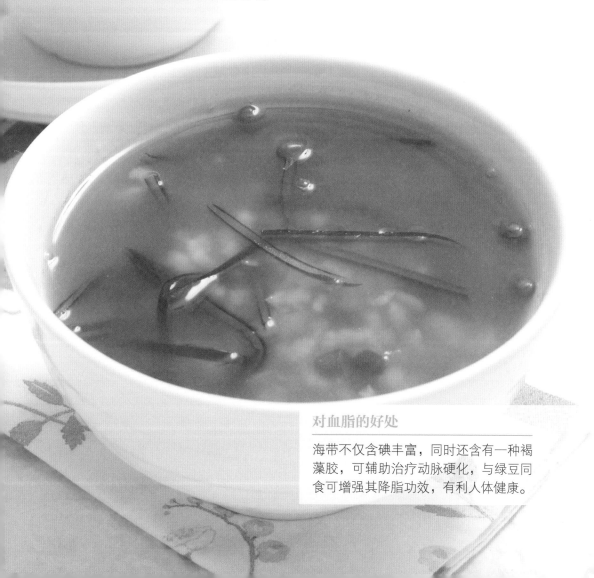

对血脂的好处

海带不仅含碘丰富，同时还含有一种褐藻胶，可辅助治疗动脉硬化，与绿豆同食可增强其降脂功效，有利人体健康。

红豆

促进胆固醇的排出，降低血脂

性味归经：性平，味甘、酸，归心、小肠经
最佳食用量：20 克 / 天
最佳食用方法：煮粥、蒸
最佳食用时间：夏天

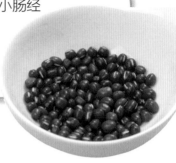

营养成分（每 100 克可食部分）

名称	含量
热量	309 克
脂肪	0.6 克
蛋白质	20.2 克
膳食纤维	7.7 克
维生素 E	14.36 毫克
钾	860 毫克
钙	74 毫克

饮食宜忌

1. 一般用于煮饭、煮粥、做汤、做成红豆沙等，也可用于冷饮等的制作。
2. 红豆中的色素遇铁后会变黑，因此不宜用铁锅烹饪。

降脂功效一点通

红豆中含有丰富的膳食纤维和亚油酸以及豆固醇，可以促进胆固醇的排出，可降低血液中胆固醇的浓度，并防止其在血管壁上沉积。

相宜相克

✔ 红豆 + 鲤鱼 = 消除水肿

红豆里富含皂角苷等利尿解毒的成分，和鲤鱼一起食用可以加强利尿消肿的功效。

✔ 红豆 + 糯米 = 益气催乳

红小豆和糯米搭配食用，可以补中益气、催生母乳，尤其适合产前水肿、乳汁缺乏的孕妇。

✘ 红豆 + 羊肉 = 产生不良影响

羊肉有温补身体的作用，而红豆偏良性，易使羊肉的温补功能降低，所以两者不宜同食。

小米红豆粥　防止脂肪沉积

材料　红豆、小米各 50 克，大米 30 克。
调料　白糖适量。
做法

1 红豆洗净，用清水泡 4 小时，再蒸 1 小时至红豆酥烂；小米、大米分别淘洗干净，大米用水浸泡 30 分钟。

2 锅置火上，倒入适量清水大火烧开，加小米和大米煮沸，转小火熬煮 25 分钟成稠粥。将酥烂的红豆倒入稠粥中煮沸，加白糖搅拌均匀即可。

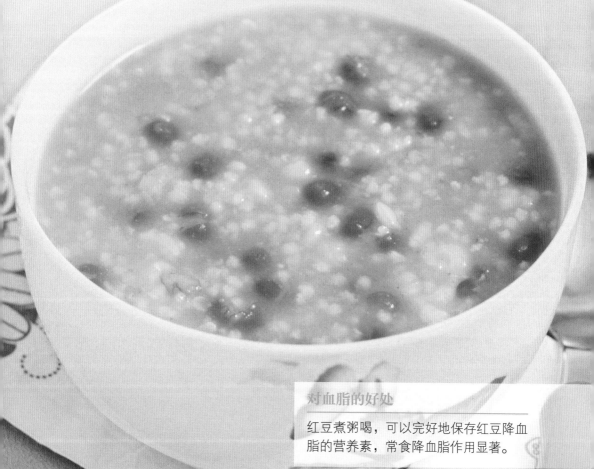

对血脂的好处

红豆煮粥喝，可以完好地保存红豆降血脂的营养素，常食降血脂作用显著。

黑豆

软化血管，美容降脂

性味归经： 性平，味甘，归脾、肾经
最佳食用量： 40 克 / 天
最佳食用方法： 炒菜、做汤、煮粥
最佳食用时间： 三餐均可

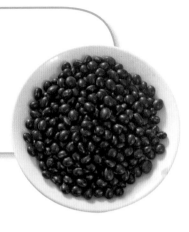

营养成分（每 100 克可食部分）

名称	含量
热量	381 千卡
脂肪	15.9 克
蛋白质	36 克
碳水化合物	33.6 克
膳食纤维	10.2 克
镁	243 毫克
锌	4.18 毫克

饮食宜忌

1. 黑豆在烹饪前最好先用水浸泡 2~3 小时，这样易熟，也容易入味。
2. 黑豆宜煮着吃或打成豆浆饮用，其营养能被人体更好地吸收。
3. 黑豆不宜炒着吃，因为热性大，多食易上火。

降脂功效一点通

1. 黑豆的油脂中主要是不饱和脂肪酸和镁等成分，均可促进血液中胆固醇的代谢。
2. 黑豆所含的植物固醇，可与其他食物中的固醇类相互竞争吸收，而加速粪便中固醇类的排出，避免过多胆固醇堆积在体内。

相宜相克

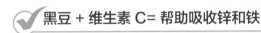

黑豆 + 维生素 C = 帮助吸收锌和铁

黑豆中的植酸会妨碍身体吸收锌和铁，适宜搭配富含维生素 C 的食品。

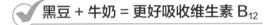

黑豆 + 牛奶 = 更好吸收维生素 B$_{12}$

黑豆和牛奶同食，可以更好地吸收牛奶中的维生素 B$_{12}$。

凉拌黑豆 避免胆固醇堆积

材料 黑豆 100 克，芹菜 50 克，红椒 25 克。

调料 盐、香油、八角、干辣椒、花椒、肉桂、陈皮各适量。

做法

1 黑豆洗净，用清水浸泡 8 小时；芹菜洗净，切成丁，放入沸水中焯一下；红椒去蒂洗净，切成丁。

2 锅内放水，加入盐、八角、干辣椒、花椒、肉桂、陈皮煮开，然后放入黑豆，中火焖煮至熟，捞出，晾凉。

3 将芹菜、红椒丁和黑豆拌匀，加盐、香油拌匀即可。

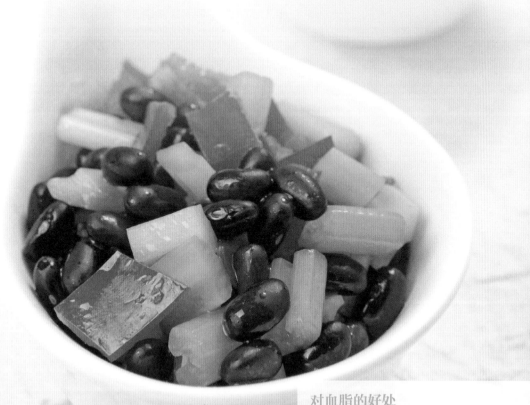

对血脂的好处

凉拌菜只用香油提香，减少了油脂的摄入，有利于降血脂。

红薯

防治动脉粥样硬化

性味归经： 性凉平，味甘，归脾、胃、大肠经

最佳食用量： 50~100 克 / 天

最佳食用方法： 蒸、煮粥

最佳食用时间： 冬季

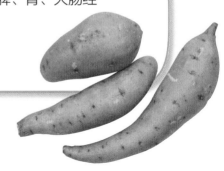

营养成分（每100 克可食部分）

名称	含量
热量	99 千卡
蛋白质	1.1 克
脂肪	0.2 克
碳水化合物	24.7 克
膳食纤维	1.6 克
维生素C	26 毫克
胡萝卜素	750 微克
钾	174 毫克
磷	39 毫克

饮食宜忌

1. 红薯含有气化酶，吃后有时会发生胃灼热、吐酸水、肚胀排气等现象，但只要一次别吃得过多，而且和米面搭配着吃，并配以咸菜或喝点菜汤即可避免。

2. 表面出现黑褐色斑块的红薯不要食用，易引起中毒。

降脂功效一点通

红薯富含 β－胡萝卜素、维生素C，两者具有抗氧化作用，能够预防心血管系统的脂质沉积，防治动脉粥样硬化，还能促使皮下脂肪减少，可有效降低血脂。

相宜相克

✔ 红薯 + 牛奶 = 护肝、强心

红薯富含膳食纤维，搭配牛奶一起食用，可以强化心脏与肝脏功能，同时还能预防动脉硬化与高血压，降低胆固醇。

✔ 红薯 + 猪排 = 补充膳食纤维

两者同食，可以去除油腻感，易于入口，营养丰富的红薯，还能为身体提供所需的热量，补充足够的膳食纤维。

芋头红薯粥 调节脾胃，清除宿便

材料 芋头、红薯各 30 克，大米 80 克。

做法

1 芋头、红薯去皮，洗净，切丁；大米淘洗干净。

2 锅内加适量清水置火上，放入芋头丁、红薯丁和大米，中火煮沸，转小火熬煮至粥稠即可。

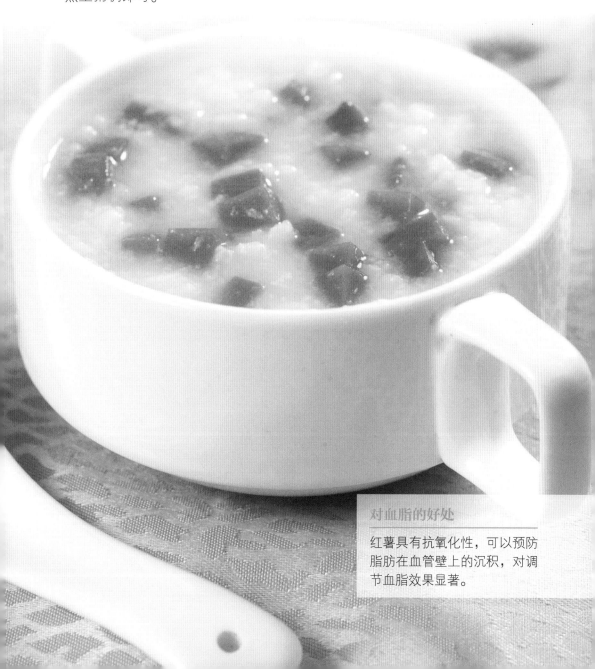

对血脂的好处

红薯具有抗氧化性，可以预防脂肪在血管壁上的沉积，对调节血脂效果显著。

【蔬菜类】

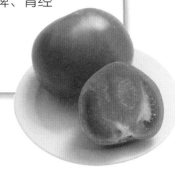

番茄

蔬菜中的降脂明星

性味归经：性微寒，味甘酸，归肝、脾、胃经
最佳食用量：100~150 克 / 天
最佳食用方法：煮、凉拌、炒、做汤
最佳食用时间：三餐均可

营养成分（每100克可食部分）

名称	含量
热量	13 千卡
脂肪	0.2 克
蛋白质	0.9 克
碳水化合物	4.0 克
膳食纤维	0.5 克
胡萝卜素	550 微克
维生素 A	95 微克

饮食宜忌

1. 未熟透的青番茄中含有有毒成分番茄碱，食用后会出现头晕、恶心、呕吐等中毒症状。
2. 空腹不宜吃番茄，否则容易出现胃痛、胃胀等症状。

降脂功效一点通

番茄中的番茄红素具有较强的抗氧化作用，可以清除自由基，抑制过氧化脂肪的形成，并防止低密度脂蛋白受到氧化而加速动脉硬化，升高高密度脂蛋白水平，降低血脂。

相宜相克

✅ **番茄 + 酸奶 = 补血**

番茄含有铁元素，酸奶的蛋白质成分能促进铁的吸收。把番茄和酸奶搭配在一起榨出的番茄酸奶汁，可促进铁元素的吸收，有效补血。

❌ **番茄 + 南瓜 = 分解维生素 C**

南瓜含维生素 C 分解酶，所以不宜同富含维生素 C 的蔬菜、水果同时大量食用。

番茄炒鸡蛋 升高高密度脂蛋白水平

材料 番茄 250 克，鸡蛋 2 个。

调料 盐、植物油、糖、醋各适量。

做法

1 番茄洗净，去蒂，切块；鸡蛋洗净，磕入碗中，打散。

2 炒锅置火上烧热，倒入植物油，淋入蛋液炒至凝固，盛出；在原锅的底油中下入番茄翻炒至略微出汤，加入炒过的鸡蛋，再加盐、醋和少量的糖翻炒均匀即可。

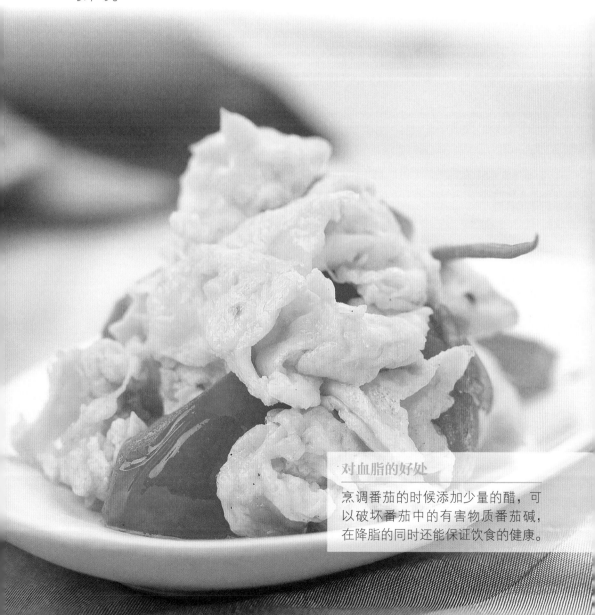

对血脂的好处

烹调番茄的时候添加少量的醋，可以破坏番茄中的有害物质番茄碱，在降脂的同时还能保证饮食的健康。

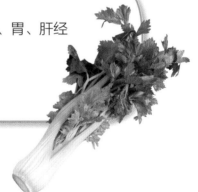

芹菜

降脂又降压的上品佳蔬

性味归经： 性凉，味甘、辛，归肺、胃、肝经
最佳食用量： 50 克 / 天
最佳食用方法： 凉拌、生吃
最佳食用时间： 三餐均可

营养成分（每 100 克可食部分）

名称	含量
热量	14 千卡
脂肪	0.1 克
蛋白质	0.8 克
碳水化合物	3.9 克
膳食纤维	1.4 克
镁	10 毫克

饮食宜忌

芹菜要带着芹菜叶一起吃，芹菜叶中所含的维生素 C 比芹菜茎多，烹调芹菜时不宜把芹菜叶扔掉。

烹调提醒

芹菜叶中所含的胡萝卜素和维生素 C 比茎多，因此食用时应该连鲜嫩的芹菜叶一起吃掉，可做汤、拌凉菜。

降脂功效一点通

1. 芹菜中含有丰富的维生素 P 及多种黄酮类化合物，均有降血脂的作用。
2. 芹菜中的芹菜甲素，是公认的有效降血脂成分。而其所含的芹绿素能迅速清除附着在血管壁上的胆固醇、低密度脂蛋白，以有效降脂。

相宜相克

✔ 芹菜 + 牛肉 = 防治贫血

芹菜和牛肉中都含有丰富的铁质，同食补铁效果更好，有益于防治缺铁性贫血。

✘ 芹菜 + 蛤蜊 = 引起腹泻

芹菜和蛤蜊一同食用，会容易引起腹泻、腹痛等症。

西芹百合　减少油脂的摄入

材料　西芹 350 克，百合 20 克。

调料　盐、植物油各适量。

做法

1 西芹择洗干净，用沸水焯一下，捞出在冷水中浸泡一下沥干，切段；百合用温水泡发，除掉老衣，洗净。

2 锅置火上，放油烧至七成热，放入焯好的西芹段略炒。

3 再加百合同炒，待百合边缘变透明时，加盐迅速翻炒均匀即可。

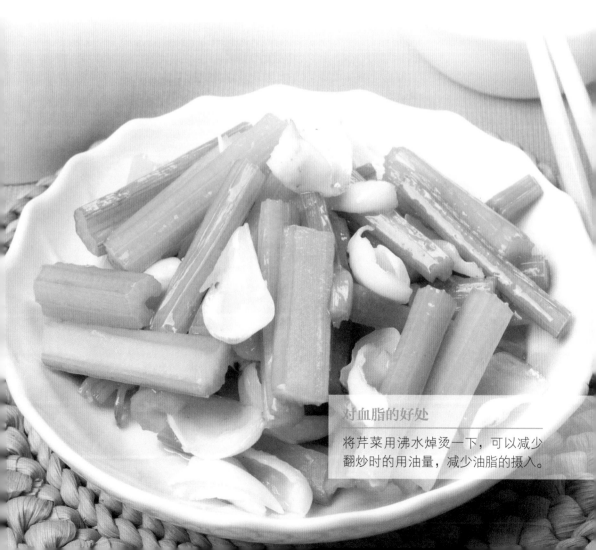

对血脂的好处

将芹菜用沸水焯烫一下，可以减少翻炒时的用油量，减少油脂的摄入。

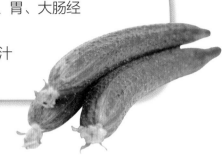

黄瓜

清脆爽口的降脂圣品

性味归经： 性凉，味甘，归脾、胃、大肠经
最佳食用量： 150~300 克 / 天
最佳食用方法： 凉拌、炒、打汁
最佳食用时间： 三餐均可

营养成分（每100克可食部分）

名称	含量
热量	15 千卡
脂肪	0.2 克
蛋白质	0.8 克
碳水化合物	2.9 克
膳食纤维	0.5 克
维生素 C	9 毫克
维生素 E	0.49 毫克

饮食宜忌

1. 黄瓜应带些尾部一起吃。黄瓜尾部含有较多的苦味素，有抗癌的作用，所以吃黄瓜时不要把黄瓜尾部全部丢掉。
2. 黄瓜不宜削皮吃。新鲜黄瓜中的维生素 C 含量由高至低的顺序为皮、籽、肉，所以黄瓜最好连皮一起吃，不要削皮。

降脂功效一点通

1. 黄瓜中的丙醇二酸能够有效抑制糖类转化为脂肪，进而降低脂肪在人体的堆积。
2. 黄瓜含有的大量纤维素能够促进肠道排出食物残渣，减少肠道对胆固醇的吸收，进而降低血脂。

相宜相克

✓ 黄瓜 + 大蒜 = 有效降低胆固醇

黄瓜不仅热量低，还能抑制糖类物质转化为脂肪，和大蒜一起食用，可以有效降低胆固醇，对糖尿病患者也有帮助。

✗ 黄瓜 + 花生 = 易腹泻

花生富含脂肪，主要为油酸，黄瓜性凉，与油脂相遇容易导致腹泻，脾胃虚弱者应慎食。

拍黄瓜　减少人体内脂肪堆积

材料　黄瓜 250 克。

调料　盐、蒜末、陈醋、鸡精、香菜末、香油各适量。

做法

1 黄瓜洗净，用刀拍至微碎，切成块状。

2 黄瓜块置于盘中，加盐、蒜末、陈醋、鸡精、香菜末和香油拌匀即可。

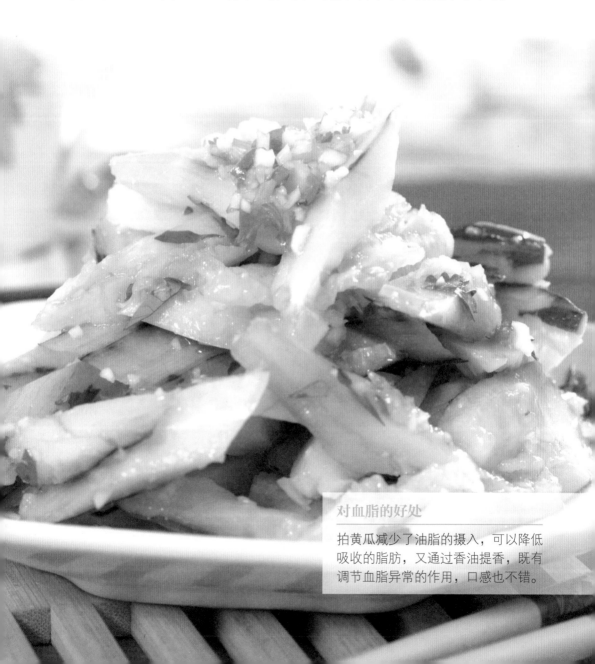

对血脂的好处

拍黄瓜减少了油脂的摄入，可以降低吸收的脂肪，又通过香油提香，既有调节血脂异常的作用，口感也不错。

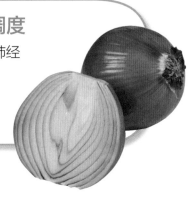

洋葱	**扩张血管，降低血液黏稠度**
	性味归经： 性温，味辛，归肝、肺经
	最佳食用量： 50克/天
	最佳食用方法： 凉拌、炒、打汁
	最佳食用时间： 四季均可

营养成分（每100克可食部分）

名称	含量
热量	39千卡
脂肪	0.2克
蛋白质	1.1克
碳水化合物	9.0克
膳食纤维	0.9克
维生素C	8毫克
钙	24毫克

饮食宜忌

1. 洋葱短时间烹调美味又营养。烹调洋葱时不宜加热过久，以嫩脆有一些微辣为佳，以免影响味道、口感及营养。
2. 洋葱一次不宜吃得过多，否则会出现腹胀、排气过多等不适感。

降脂功效一点通

1. 洋葱含有的前列腺素A能够扩张血管，降低血液黏稠度和血脂，从而预防血栓的形成。
2. 洋葱中的硫化合物能够制造辣味，可以抑制肝脏中胆固醇的合成。
3. 洋葱中的硒能够防止血脂氧化沉积，并能够辨别已经沉积的胆固醇，促进脂肪排出。

相宜相克

✔ 洋葱 + 鸡蛋 = 促进营养吸收

洋葱和鸡蛋搭配食用，洋葱中的有效活性成分可以降低鸡蛋中的胆固醇的不良影响，并有助营养成分的吸收。

✘ 洋葱 + 海带 = 形成结石

洋葱中含有草酸，和含有钙质的海带同食易形成结石。

洋葱炒苦瓜 预防血栓的发生

材料 洋葱、苦瓜各 150 克。

调料 植物油、姜丝、盐、鸡精各适量。

做法

1 将洋葱去外皮，洗净后切丝备用；苦瓜洗净后，去籽，切成薄片状备用。

2 炒锅中放入适量植物油，油热后，放入姜丝爆香，再继续放入苦瓜片、洋葱丝，翻炒将熟之时，放入盐、鸡精调味，即可关火盛盘。

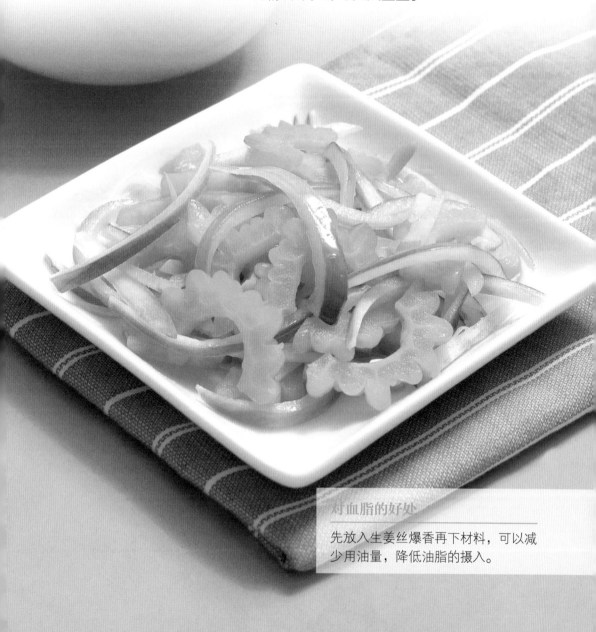

对血脂的好处

先放入生姜丝爆香再下材料，可以减少用油量，降低油脂的摄入。

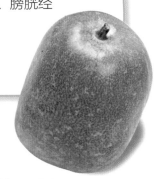

冬瓜

降脂减肥又消肿

性味归经：性凉，味甘，归肺、大肠、膀胱经
最佳食用量：60克/天
最佳食用方法：煮汤、炒菜
最佳食用时间：三餐均可

营养成分（每100克可食部分）

名称	含量
热量	11千卡
脂肪	0.2克
蛋白质	0.4克
碳水化合物	2.6克
膳食纤维	0.7克
维生素C	18毫克
钾	78毫克

饮食宜忌

1. 用冬瓜与肉同煮汤时，冬瓜必须后放，用小火慢炖，以免冬瓜过熟过烂。
2. 若想烹制冬瓜汤以达到利尿的目的，一定不能把皮去掉，因为冬瓜皮的解热利尿效果比冬瓜肉还要好。

降脂功效一点通

1. 冬瓜里的丙醇二酸能够抑制糖类转化为脂肪，维生素 B_3 能够降低血中胆固醇的含量。
2. 冬瓜所含的膳食纤维又可促进肠道蠕动，降低体内胆固醇含量，有效降血脂，防治动脉硬化、高血压等疾病。

相宜相克

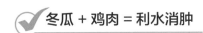
冬瓜 + 鸡肉 = 利水消肿

冬瓜利尿，鸡肉可以消除水肿，一同食用可以清热利尿，消肿轻身。

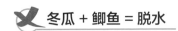
冬瓜 + 鲫鱼 = 脱水

冬瓜和鲫鱼同食，可能会发生脱水现象。

蘑菇冬瓜汤 抑制脂肪生成

材料 冬瓜 200 克，鲜蘑菇 50 克。

调料 葱花、姜片、盐、鸡精、香油各适量。

做法

1 将冬瓜洗净去皮、去瓤，切成薄片备用；将鲜蘑菇洗净去蒂后切片备用。

2 在煮锅中放入适量清水，大火煮沸后，放入冬瓜及葱花、姜片，继续煮沸后，放入蘑菇。

3 待蘑菇煮熟，香味四溢之时，放入盐、鸡精、香油调味即可。

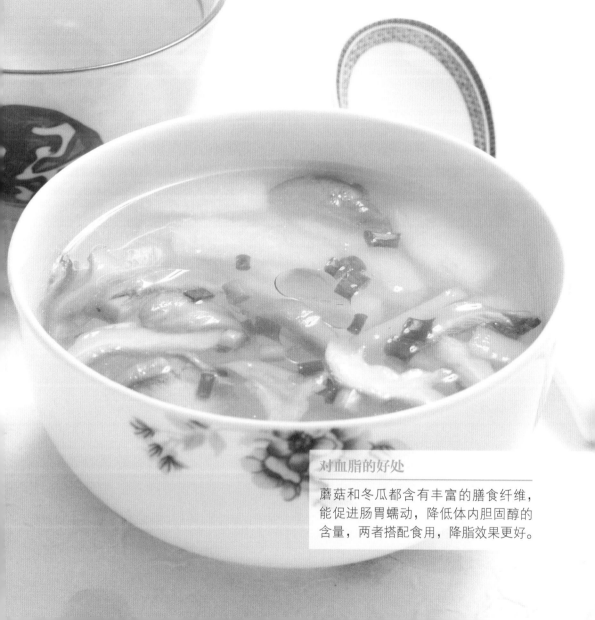

对血脂的好处

蘑菇和冬瓜都含有丰富的膳食纤维，能促进肠胃蠕动，降低体内胆固醇的含量，两者搭配食用，降脂效果更好。

苦瓜

降血脂、降血糖

性味归经： 性寒，味苦，归心、肝经
最佳食用量： 80 克 / 天
最佳食用方法： 拌、炒、打汁
最佳食用时间： 三餐皆可

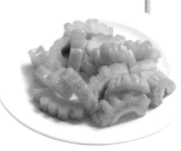

营养成分（每 100 克可食部分）

名称	含量
热量	19 千卡
脂肪	0.1 克
蛋白质	0.7 克
碳水化合物	5.3 克
膳食纤维	0.8 克
维生素 A	148 微克
胡萝卜素	890 微克

饮食宜忌

1. 苦瓜性寒，一次不要吃得过多，一般人每次吃 80 克左右为宜。
2. 别空腹吃苦瓜，否则容易损伤脾胃。

烹调提醒

苦瓜炒熟后吃，对肠胃刺激作用小，苦瓜中的抗营养因子会因为加热而被消除，从而提高多种营养成分的吸收率，达到滋补的作用。

降脂功效一点通

1. 苦瓜中的苦瓜素可以促使肠细胞孔网发生变化，拦截住脂肪和多糖等大分子进入，切断三酸甘油酯和胆固醇的来源。
2. 苦瓜中的多胜肽类似胰岛素，能够降低血糖，是控制血糖的理想食疗食物。

相宜相克

✓ 苦瓜 + 带鱼 = 保护肝脏

苦瓜中的活性成分可以降低带鱼中的转氨酶，有助于保护肝脏。

✓ 苦瓜 + 山药 = 降脂降糖

苦瓜和山药都具有减肥降脂、降血糖的作用，同食可以减脂降糖。

✗ 苦瓜 + 花生 = 引起腹泻

花生油脂较多，苦瓜性凉，同食可能会引起腹泻。

蒜蓉苦瓜　保持脂肪平衡

材料　苦瓜 250 克，红椒 80 克，大蒜 20 克。

调料　白糖、盐各适量。

做法

1 苦瓜洗净，对半剖开，去瓤，将苦瓜斜切成片，放入盐水泡 5 分钟以去苦味。

2 红椒洗净，去蒂及籽，切块；大蒜去皮，洗净，剁成末。

3 锅置火上，放油烧热，放入苦瓜和红椒，翻炒几下，放白糖、盐，炒至苦瓜渐软关火，放入蒜蓉拌匀即可。

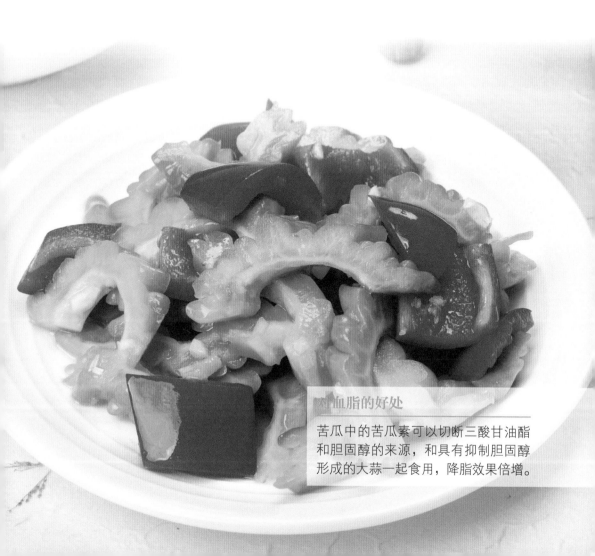

对血脂的好处

苦瓜中的苦瓜素可以切断三酸甘油酯和胆固醇的来源，和具有抑制胆固醇形成的大蒜一起食用，降脂效果倍增。

油菜

降脂又防癌

性味归经：性凉，味甘，归肝、脾、肺经
最佳食用量：150 克 / 天
最佳食用方法：拌、炒、打汁、粥
最佳食用时间：三餐均可

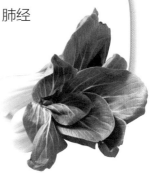

营养成分（每 100 克可食部分）

名称	含量
热量	23 千卡
脂肪	0.5 克
蛋白质	1.8 克
碳水化合物	3.8 克
膳食纤维	1.1 克
维生素 A	103 微克
维生素 C	36 毫克

饮食宜忌

隔夜的熟油菜不宜食用，以免造成亚硝酸盐沉积，诱发癌症。

烹调提醒

食用油菜时要用大火爆炒，这样既可保持油菜的鲜脆口感，又不会破坏其营养成分。

降脂功效一点通

油菜为低脂肪蔬菜，且富含膳食纤维，能与胆酸盐和食物中的胆固醇及甘油三酯结合，并从粪便中排出，从而减少脂类的吸收，故可用来降血脂。

相宜相克

✓ 油菜 + 香菇 = 促进肠道代谢

香菇与油菜搭配食用可抗老防衰，并缩短食物在胃肠道中停留的时间，促进肠道代谢，减少脂肪堆积，防治便秘。

✗ 油菜 + 南瓜 = 破坏维生素 C

南瓜含有维生素 C 分解酶，与维生素 C 含量丰富的油菜搭配食用，易把其中的维生素 C 破坏掉。

蒜蓉油菜　减少酯类的吸收

材料　油菜 500 克，大蒜 60 克。

调料　植物油、盐、鸡精各适量。

做法

1 将油菜洗净后，分叶备用；大蒜剥皮洗净后，一半切成片状，一半剁成蒜末备用。

2 炒锅烧热后放入适量油烧热，放入蒜片爆香，再将油菜放进锅中翻炒，将熟之时，放入盐、鸡精、蒜末调味，即可关火盛盘。

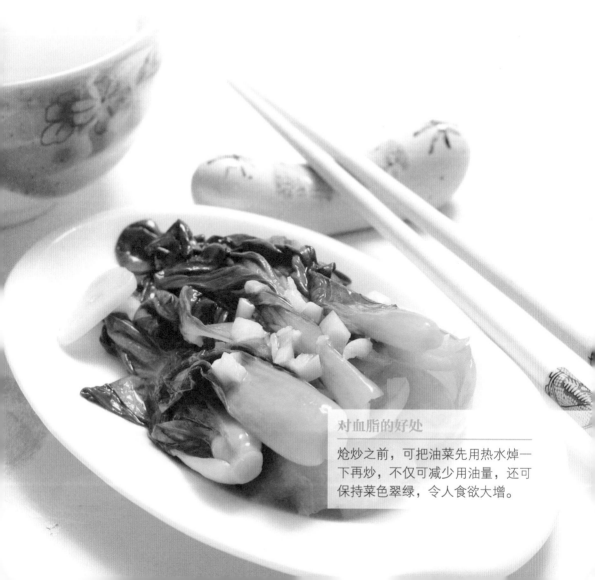

对血脂的好处

炝炒之前，可把油菜先用热水焯一下再炒，不仅可减少用油量，还可保持菜色翠绿，令人食欲大增。

竹笋

可以降脂的山珍美味

性味归经：性微寒，味甘，归胃、肺经
最佳食用量：50 克 / 天
最佳食用方法：炒菜、煮汤
最佳食用时间：三餐均可

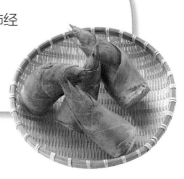

营养成分（每100克可食部分）

名称	含量
热量	19 千卡
脂肪	0.2 克
蛋白质	2.6 克
碳水化合物	3.6 克
膳食纤维	1.8 克
维生素 C	5 毫克
钾	389 微克

饮食宜忌

1. 竹笋营养丰富，一般人均可食用。
2. 有严重肾炎、尿道结石、胃痛出血、久泻滑脱者要慎吃。

烹调提醒

竹笋不能生吃，单独烹调时有苦涩味，味道不好，将竹笋与肉同炒则味道特别鲜美。

降脂功效一点通

竹笋膳食纤维含量高，其在肠内可以减少人体对胆固醇的吸收，增加肠蠕动，促进消化吸收，有效降低血脂。

相宜相克

✓ 竹笋 + 牡蛎 = 促进伤口愈合

牡蛎富含锌，能促进伤口的愈合，竹笋能提高身体免疫力，二者同食可强身健体。

✓ 竹笋 + 鸡肉 = 降脂瘦身

鸡肉高蛋白低脂肪，竹笋含有丰富的植物纤维，二者搭配食用有助于减脂瘦身。

✗ 竹笋 + 西红柿 = 破坏维生素 C

竹笋中含有大量的维生素 C 分解酶，和西红柿同食会破坏西红柿中的维生素 C。

凉拌竹笋 减少胆固醇吸收

材料 竹笋丁 200 克，黄瓜丁 150 克，小朵水发黑木耳 100 克。

调料 植物油、蒜末、姜末、葱末、盐、白糖、醋、香油各适量。

做法

1 在煮锅中放入适量清水，大火煮开后，将竹笋丁、黑木耳分别放入沸水中焯熟，捞起沥干备用。

2 在炒锅中放入适量植物油，油热后放入葱末、姜末、蒜末爆香，关火。

3 将竹笋、黄瓜、黑木耳放入盘子内，加入盐、醋、白糖、香油，再浇入炸好的油拌匀即可。

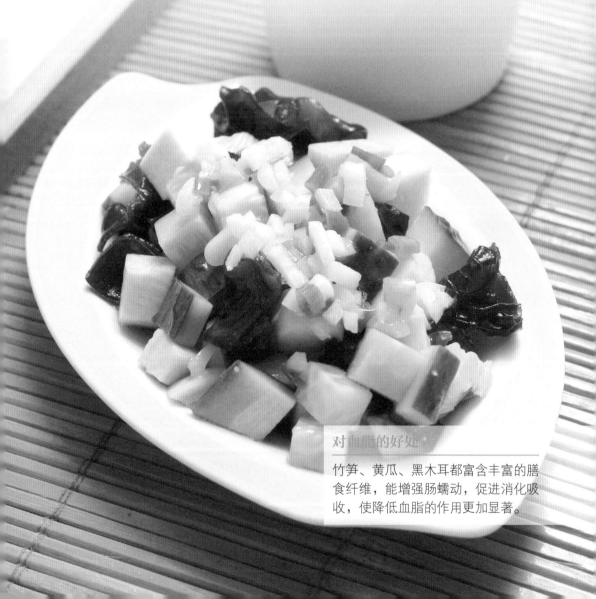

对血脂的好处

竹笋、黄瓜、黑木耳都富含丰富的膳食纤维，能增强肠蠕动，促进消化吸收，使降低血脂的作用更加显著。

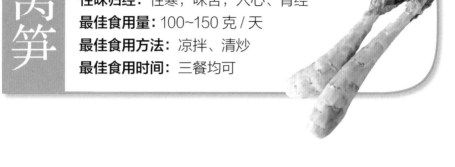

莴笋

清除血管壁上的胆固醇

性味归经： 性寒，味苦，入心、胃经
最佳食用量： 100~150 克 / 天
最佳食用方法： 凉拌、清炒
最佳食用时间： 三餐均可

营养成分（每100克可食部分）

名称	含量
热量	19 千卡
脂肪	0.2 克
蛋白质	2.6 克
碳水化合物	3.6 克
膳食纤维	1.8 克
维生素 C	5 毫克
钾	389 微克

饮食宜忌

1. 莴笋叶的营养价值很高，烹调时宜带叶烹饪。
2. 炒莴笋时不宜放太多盐，否则有损口感。

烹调提醒

焯莴笋时一定要注意时间和温度，焯的时间过长、温度过高会使莴笋绵软，失去清脆口感。

降脂功效一点通

1. 莴笋富含的纤维素能促进胆固醇的排出。
2. 莴笋中的钾能够清除血管壁上的脂肪，减少胆固醇的吸收。

相宜相克

✓ **莴笋 + 蒜苗 = 降压降脂**

莴笋具有降压降脂的功效，蒜苗能杀菌消毒，一起食用能够帮助降脂降压。

✓ **莴笋 + 猪肉 = 补虚强身**

莴笋能去除猪肉油腻，补充蛋白质和多种微量元素，二者同食可以强身健体。

✗ **莴笋 + 蜂蜜 = 引起腹泻**

莴笋和蜂蜜都有润肠通便的作用，且莴笋性凉，同食容易引起腹泻。

凉拌莴笋丝 减少胆固醇吸收

材料 莴笋 400 克。

调料 醋、盐、白糖、鸡精、香油各适量。

做法

1 莴笋削去皮，切成细丝。

2 将莴笋丝放入容器，放入盐、白糖、醋、鸡精、香油拌匀即可。

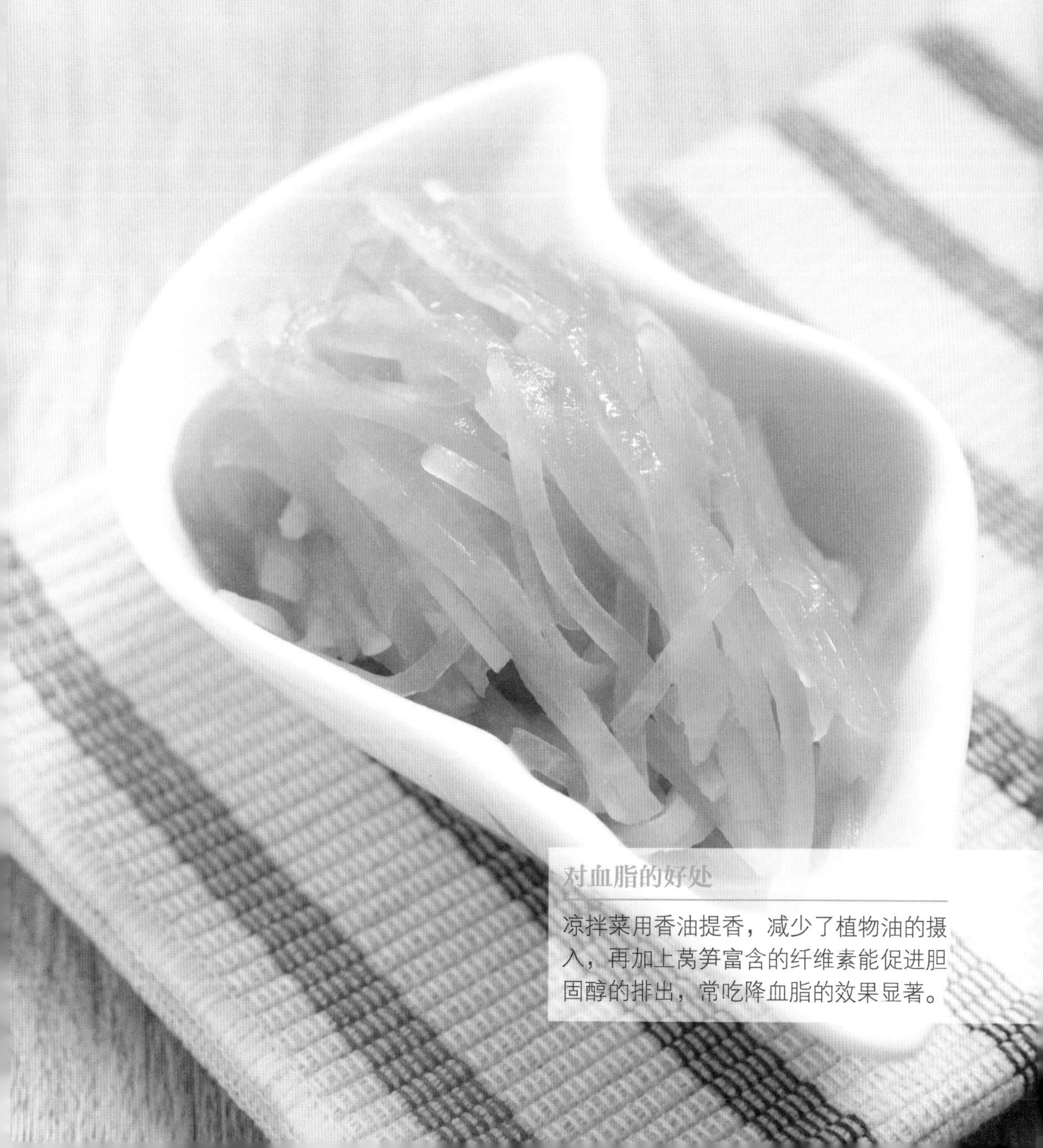

对血脂的好处

凉拌菜用香油提香，减少了植物油的摄入，再加上莴笋富含的纤维素能促进胆固醇的排出，常吃降血脂的效果显著。

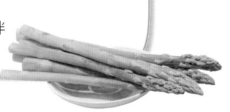

芦笋

氨基酸比例适当，有助于降低血脂

性味归经： 性微温，味甘、辛、苦，归肺经
最佳食用量： 50 克 / 天
最佳食用方法： 炒食、煮食、凉拌
最佳食用时间： 三餐均可

营养成分（每 100 克可食部分）

名称	含量
热量	19 千卡
脂肪	0.1 克
蛋白质	1.4 克
膳食纤纤维	1.9 克
维生素 c	45 毫克
钾	213 毫克

饮食宜忌

1. 芦笋应该趁新鲜食用，不宜存放过久，否则容易造成纤维化和老化，降低营养价值，且鲜甜味流失。
2. 芦笋在烹制前切成条放在水中浸泡 5~10 分钟，可以去除苦味。

降脂功效一点通

芦笋中的氨基酸、精氨酸和赖氨酸比例适当，有助于血脂的代谢和降低。

相宜相克

✔ 芦笋 + 冬瓜 = 减脂降压

芦笋和冬瓜都具有降低血脂和血压的功效，同食可以增强减脂降压的疗效。

✔ 芦笋 + 海参 = 防癌抗癌

芦笋和海参都能防癌抗癌，同食为防癌、补充优质蛋白的理想食品。

✘ 芦笋 + 香蕉 = 引起恶心呕吐

芦笋中含有的钾、钙等物质会和香蕉中的果酸结合，会刺激肠胃，导致恶心、呕吐等不良反应。

猪肉炒芦笋　促进血脂代谢

材料　芦笋 200 克，猪里脊肉 100 克。

调料　葱末、姜末、盐、酱油各 5 克，淀粉适量。

做法

1 芦笋洗净，去掉根部硬的地方，去皮，切段，焯熟，捞出。

2 猪里脊洗净，切片，用盐、酱油和淀粉腌渍，入锅滑至变色盛出。

3 锅内倒油烧热，爆香葱末、姜末。

4 下芦笋段煸炒，加酱油、盐，倒里脊肉片翻匀即可。

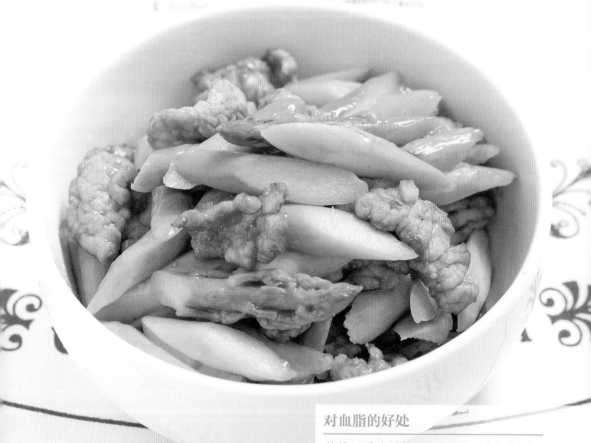

对血脂的好处

芦笋用沸水焯烫一下，可以减少烹调时油脂的摄入，有利于稳定血脂。

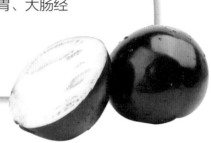

茄子

血管的保护神

性味归经： 性凉，味甘，归脾、胃、大肠经
最佳食用量： 150 克 / 天
最佳食用方法： 炒
最佳食用时间： 三餐均可

营养成分（每 100 克可食部分）

名称	含量
热量	21 千卡
脂肪	0.3 克
蛋白质	0.8 克
碳水化合物	4 克
膳食纤维	1.3 克
维生素 A	63 微克
胡萝卜素	0.04 毫克
叶酸	19 微克
钙	32 毫克

饮食宜忌

1. 茄子生食茄碱含量高，食用过量易引起恶心、呕吐、腹泻等。
2. 秋后的老茄子含茄碱量最多，不宜多食。
3. 茄子性寒，消化不良、容易腹泻的人不宜多食。

降脂功效一点通

1. 茄子中含有维生素 A、维生素 P，可降胆固醇，软化微血管，防治血脂异常、动脉硬化。
2. 茄子纤维中含有大量的皂角苷，也能降低血液中的胆固醇含量。
3. 茄子中的类黄酮能抗氧化和改善血管的弹性。

相宜相克

✓ 茄子 + 猪肉 = 降低胆固醇吸收率

茄子适合搭配猪肉同食，不仅营养丰富，而且茄子中含有大量皂草甙，可以降低猪肉中胆固醇的吸收率，有利于健康。

✗ 茄子 + 苦瓜 = 降低营养价值

苦瓜中的维生素 C 分解酶会破坏茄子中维生素 C，降低原有的营养价值。

炒茄丁 改善血管弹性

材料 茄子 300 克，番茄 100 克。

调料 植物油、盐、鸡精、醋、蒜末各适量。

做法

1 将茄子洗净后切丁；番茄洗净后切成小块备用。

2 炒锅中放油，油热后加入蒜末爆香，再加入茄子煸炒，改小火加盖焖 3 分钟。

3 待茄子变软时，放入适量盐、醋，并倒入番茄丁，翻炒至熟时，放入适量鸡精调味即可。

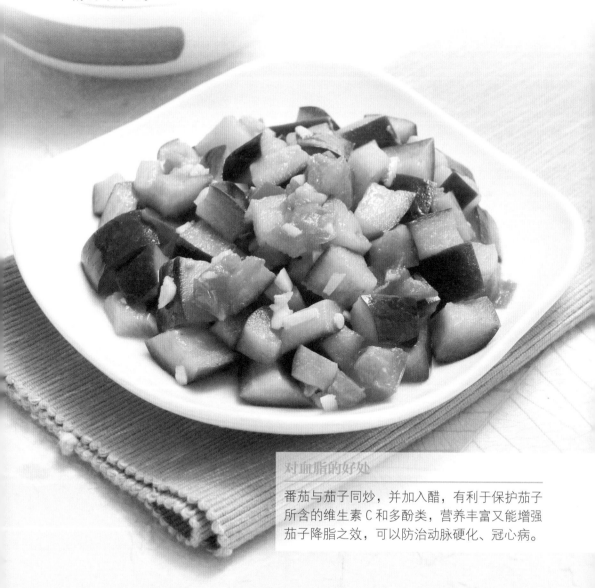

对血脂的好处

番茄与茄子同炒，并加入醋，有利于保护茄子所含的维生素 C 和多酚类，营养丰富又能增强茄子降脂之效，可以防治动脉硬化、冠心病。

西蓝花

最好的血管清理剂

性味归经：性凉，味甘，归肺、大肠经

最佳食用量：200 克 / 天

最佳食用方法：炒、拌

最佳食用时间：秋天

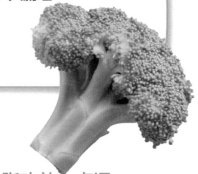

营养成分（每 100 克可食部分）

名称	含量
热量	33 千卡
脂肪	0.6 克
蛋白质	4.1 克
碳水化合物	4.3 克
维生素 C	51 毫克
维生素 A	1 202 微克

饮食宜忌

1. 西蓝花的根部也是很好的食材，含有大量的膳食纤维，能刺激肠胃消化。
2. 食用西蓝花之前应将其放在盐水中浸泡几分钟，可以去除残留农药，诱菜虫出来。

烹调提醒

烹调西蓝花时应该高温快炒，防止维生素 C 流失，且应出锅前放盐，可以减少水溶性营养物质随着汤汁流出。

降脂功效一点通

1. 西蓝花含有的植物固醇，能够在肠道中与胆固醇竞争吸收途径，可降低血液中胆固醇的水平。
2. 西蓝花含有的类黄酮可以清除血管上沉积的胆固醇，防止血小板凝集，降低血液中胆固醇的含量。
3. 西蓝花中含有丰富的膳食纤维，能够刺激肠胃蠕动，帮助排便和排毒，加快胆固醇的排出，有利于脂肪的排泄，对调节血脂异常有很好的疗效。

相宜相克

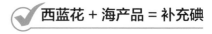

✔️ **西蓝花 + 海产品 = 补充碘**

西蓝花中含少量的可致甲状腺肿的物质，而碘可以中和这些物质，碘可由碘盐和海藻、海鱼、海带等海产品提供，因此搭配一些海产品可以补充碘。

蒜蓉西蓝花　加快胆固醇排出

材料　西蓝花 400 克，大蒜 20 克。

调料　植物油、盐各适量。

做法

1 西蓝花洗净，掰成小朵，沥干；蒜去皮，洗净，剁为蒜蓉。

2 锅置火上，放油烧热，放入蒜蓉爆香，加入西蓝花略炒，加盐调味，放少许水，炒至变软即可。

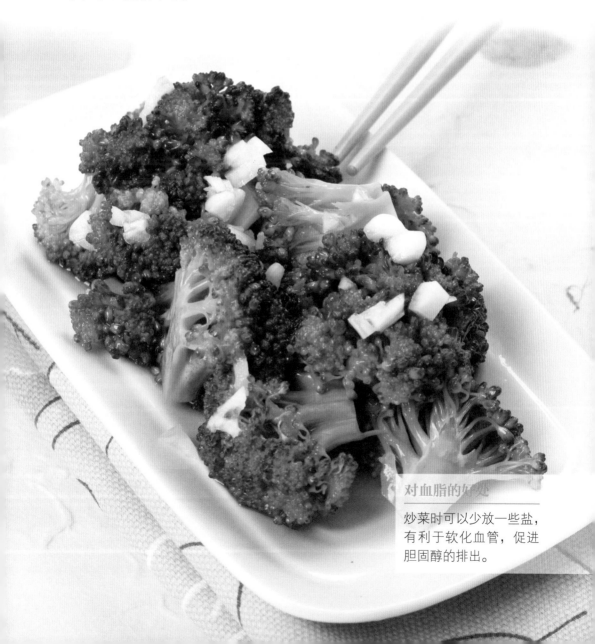

对血脂的好处

炒菜时可以少放一些盐，有利于软化血管，促进胆固醇的排出。

干香菇

能溶解胆固醇的"蘑菇皇后"

性味归经：性平，味甘，归脾、胃经
最佳食用量：50 克 / 天
最佳食用方法：炒菜、煮汤、煮粥
最佳食用时间：三餐均可

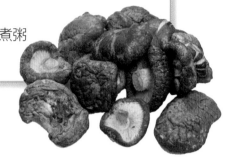

营养成分（每 100 克可食部分）

名称	含量
热量	211 千卡
脂肪	1.2 克
蛋白质	20.0 克
碳水化合物	61.7 克
膳食纤维	31.6 克
钾	464 毫克
磷	258 毫克

饮食宜忌

1. 香菇无论是鲜品还是干品都不能用热水浸泡或长时间浸泡，以免营养成分大量流失。
2. 泡发香菇的水不要丢弃，很多营养物质都溶在水中了。

烹调提醒

香菇的味道比较浓郁，较适合采用烧、焖的烹调方法。

降脂功效一点通

1. 香菇含有的香菇嘌呤可以防止脂质在动脉壁沉积，有效降低胆固醇、甘油三酯含量。
2. 香菇中的天门冬素和天门冬氨酸，具有降低血脂、保护血管的功能。
3. 香菇中丰富的维生素 C 和膳食纤维，能够起到降低胆固醇、增加血管弹性、提高抵抗力的作用，对调节血脂异常有一定的疗效。

相宜相克

✔ 香菇 + 豆腐 = 降脂减肥

香菇和豆腐都具有降脂减肥的功效，同食可以增进食欲、健胃消食、降低血脂血压。

✘ 香菇 + 番茄 = 影响类胡萝卜素吸收

香菇中的活性成分会破坏番茄中的类胡萝卜素，影响类胡萝卜素的吸收。

香菇油菜 降低胆固醇

材料 油菜 200 克，香菇 50 克。

调料 酱油、水淀粉、盐、植物油各适量。

做法

1 油菜洗净备用；香菇用温水泡发，洗净，去蒂，挤干水分切片。

2 锅置火上，放油烧热，放入香菇翻炒，加入油菜。加盐、酱油翻炒，最后用水淀粉勾芡。

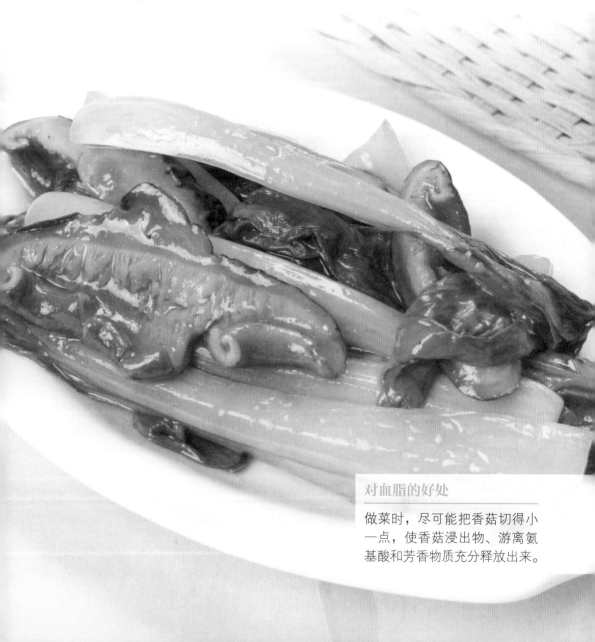

对血脂的好处

做菜时，尽可能把香菇切得小一点，使香菇浸出物、游离氨基酸和芳香物质充分释放出来。

【水果类】

苹果

降脂防癌又美容

性味归经：性凉，味甘、微酸，归脾、肺经
最佳食用量：1~2个/天
最佳食用方法：生吃、煮汤
最佳食用时间：三餐均可

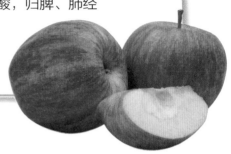

营养成分（每100克可食部分）

名称	含量
热量	52千卡
脂肪	0.2克
蛋白质	0.2克
碳水化合物	13.5克
膳食纤维	1.2克
维生素C	4毫克
镁	4毫克

饮食宜忌

1. 苹果宜在饭前1小时或饭后2小时吃。如果饭后立即吃苹果，不但不利于消化，而且还会造成胀气和便秘。
2. 吃苹果后要漱口或刷牙。苹果中含有多种发酵糖类物质，对牙齿有较强的腐蚀性，食用后若不漱口，口腔中的苹果残渣易造成龋齿。因此，吃完苹果后一定要漱口或刷牙。

降脂功效一点通

1. 苹果中的果胶能够与胆汁酸结合，吸收人体内多余的胆固醇和甘油三酯，然后排出体外，进而降低血液中胆固醇的浓度。
2. 苹果含有丰富的膳食纤维，能降低血液中胆固醇的浓度，防止脂肪聚集，还能与其他可降胆固醇的物质，如维生素C、果糖、镁等结合成新的化合物，从而增加降血脂的功效。

相宜相克

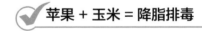

苹果 + 玉米 = 降脂排毒

苹果和玉米中都含有丰富的膳食纤维，同食可以通便排毒、降压降脂。

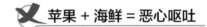

苹果 + 海鲜 = 恶心呕吐

苹果中含有鞣酸，与海鲜同食会引起腹痛恶心。

苹果汁　降低胆固醇

材料　苹果 300 克。
做法
1 苹果洗净，去皮、去核，切小块。
2 将苹果块放入果汁机中，加入适量饮用水，搅打均匀即可。

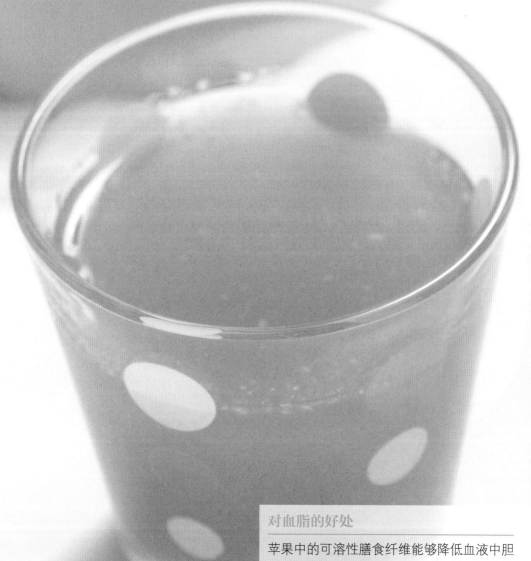

对血脂的好处

苹果中的可溶性膳食纤维能够降低血液中胆固醇的含量，将苹果制作成汁之后，更容易被消化吸收，降脂效果也更能发挥作用。

葡萄

预防心血管疾病

性味归经： 性平，味甘、酸，归肺、脾、肾经
最佳食用量： 100 克 / 天
最佳食用方法： 打汁、生吃
最佳食用时间： 夏季

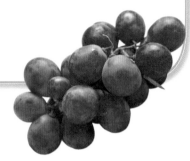

营养成分（每 100 克可食部分）

名称	含量
热量	43 千卡
脂肪	0.2 克
蛋白质	0.5 克
碳水化合物	10.3 克
膳食纤维	0.4 克
维生素 A	8 微克
胡萝卜素	50 微克

饮食宜忌

1. 吃葡萄后不要马上喝水，不然容易拉肚子。
2. 葡萄最好连皮一起吃，因为很多营养成分都在皮中。
3. 葡萄不宜过多食用，否则会使人烦闷，甚至引起腹泻。
4. 吃完葡萄后最好漱口或者刷牙，以免有机酸腐蚀牙齿。

降脂功效一点通

1. 葡萄皮含丰富的白藜芦醇和黄酮类物质，可降低血液中胆固醇含量。
2. 研究证明，葡萄酒在增加血浆中高密度脂蛋白含量的同时，还能减少低密度脂蛋白含量。

相宜相克

✅ **葡萄 + 糯米 = 消除疲劳**

葡萄中的叶酸与糯米中的铁结合，可维持红细胞正常活动，恢复肌肤血色。二者一同食用，是贫血或易疲劳者的补血良品。

烹调提醒

葡萄直接食用最好，此外，还可以将葡萄洗净去梗后榨汁，加入适量白糖调味即可。

番茄葡萄苹果饮 防治动脉硬化

材料 番茄 200 克，葡萄 100 克，苹果 100 克。

调料 柠檬汁适量。

做法

1 番茄洗净切小丁；葡萄洗净，去籽；苹果洗净，去核，切丁。

2 将上述食材放入果汁机中，加入适量饮用水搅打，打好后倒入杯中，加入柠檬汁即可。

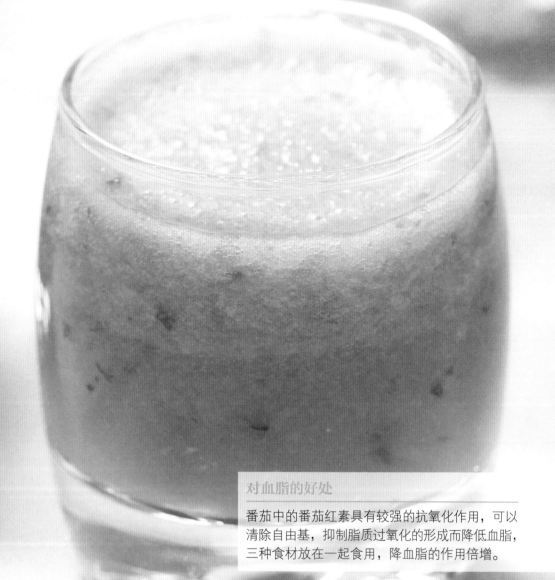

对血脂的好处

番茄中的番茄红素具有较强的抗氧化作用，可以清除自由基，抑制脂质过氧化的形成而降低血脂，三种食材放在一起食用，降血脂的作用倍增。

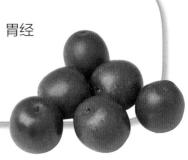

大枣

降脂，补血

性味归经：性温，味甘，归脾、胃经
最佳食用量：3~5 颗 / 天
最佳食用方法：煮粥、煲汤
最佳食用时间：三餐均可

营养成分（每100克可食部分）

名称	含量
热量	122 千卡
脂肪	0.5 克
蛋白质	3.2 克
碳水化合物	67.8 克
膳食纤维	6.2 克
铁	2.3 毫克
钙	54 毫克

饮食宜忌

1. 枣皮中的营养也很丰富，但是由于枣皮容易滞留在肠道中不易排出，因此吃大枣时应细细咀嚼。
2. 煎煮大枣时，一定要将大枣破开几块煎煮，这样有利于大枣中有效成分的煎出，可增加食用功效。

降脂功效一点通

1. 大枣中含有大量维生素 P、黄酮类物质和皂类物质，可有效防治动脉硬化、高血压等心脑血管疾病。
2. 大枣中的维生素 P 含量为所有果蔬之冠，具有维持毛细血管通透性、改善微循环等作用，从而控制血脂异常。

相宜相克

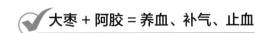

✓ **大枣 + 阿胶 = 养血、补气、止血**

大枣配伍阿胶可养血、补气、止血，可治疗气血不足之出血疾病。

烹调提醒

大枣一般鲜吃最好，汁水充足，营养更利于人体吸收和利用。另外，晒干后煮粥、熬汤，也都是很好的烹饪方法，如果能加少量生姜、花生仁、冰糖就更好了。

桂圆大枣粥 维持血管通透性

材料 糯米 100 克，桂圆肉 20 克，大枣 15 克。

调料 红糖适量。

做法

1 糯米淘洗干净，浸泡 4 小时；桂圆肉去杂质，洗净；大枣洗净，去核。

2 锅置火上，加适量清水烧开，放入糯米、桂圆肉、红枣，用大火煮沸，转小火熬煮成粥，加入红糖搅匀即可。

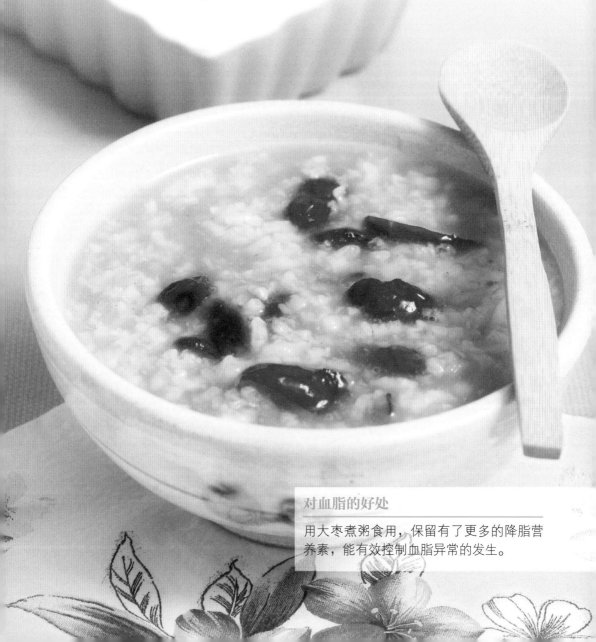

对血脂的好处

用大枣煮粥食用，保留有了更多的降脂营养素，能有效控制血脂异常的发生。

猕猴桃

抗血脂异常的"维C之王"

性味归经：性寒，味甘、酸，入脾、胃经
最佳食用量：100克/天
最佳食用方法：生吃、打汁
最佳食用时间：四季均可

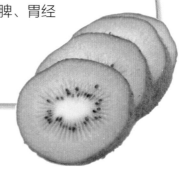

营养成分（每100克可食部分）

名称	含量
热量	56 千卡
脂肪	0.6 克
蛋白质	0.8 克
碳水化合物	14.5 克
膳食纤维	2.6 克
维生素 C	62 毫克
维生素 E	2.4 毫克

饮食宜忌

用餐前后食用猕猴桃作用不同，餐前食用主要是摄取其中所含的营养成分，而餐后食用则可促进消化、帮助排泄。

降脂功效一点通

1. 猕猴桃含有的纤维素，能增加人体的饱腹感，促进脂肪的分解，避免过多脂肪在体内沉积，降低血脂水平。

2. 猕猴桃的维生素C含量是水果中最高的，而维生素C具有显著降低血清胆固醇的作用，对于控制血脂异常有很好的效果。

相宜相克

✔ 猕猴桃 + 冰糖 = 降脂除烦

猕猴桃能够镇静安神、降低血脂，和冰糖一起食用可以滋阴除烦、降压减脂。

✘ 猕猴桃 + 猪肉 = 降低营养价值

猕猴桃含有丰富的维生素C，会使猪肉中的蛋白质变性，从而失去营养价值。

猕猴桃杏汁 　避免脂肪沉积

材料　猕猴桃 200 克，杏 50 克。
做法
1 猕猴桃洗净，去皮，切小丁；杏洗净，去核，切小丁。
2 猕猴桃丁和杏肉丁一同放入榨汁机中榨汁，倒入杯中饮用即可。

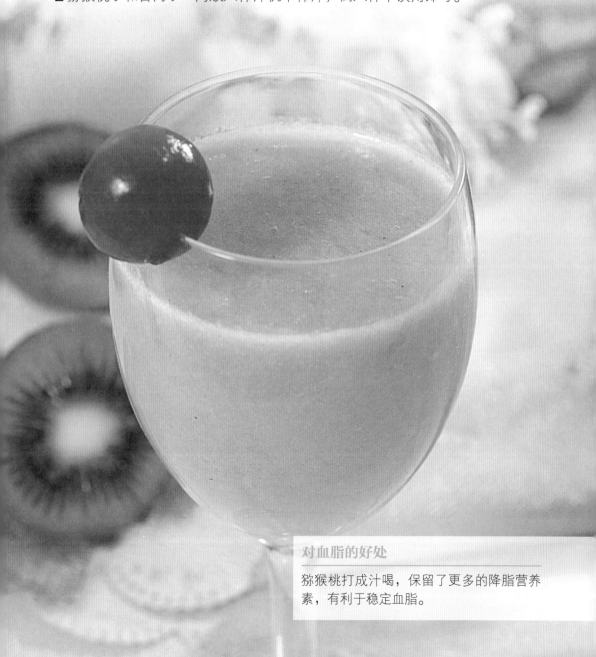

对血脂的好处

猕猴桃打成汁喝，保留了更多的降脂营养素，有利于稳定血脂。

橘子

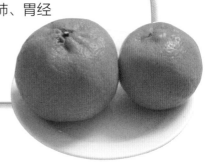

血管的畅通剂

性味归经： 性温，味甘、酸，归肺、胃经
最佳食用量： 1~3 个 / 天
最佳食用方法： 生吃、打汁
最佳食用时间： 冬季

营养成分（每100克可食部分）

名称	含量
热量	51 千卡
脂肪	0.2 克
蛋白质	0.7 克
碳水化合物	11.9 克
膳食纤维	0.4 克
维生素 C	28 毫克
胡萝卜素	890 微克

饮食宜忌

1. 吃完橘子后 1 小时内禁喝牛奶，否则会影响消化。
2. 橘子不宜食用过多，否则容易导致机体功能紊乱，引发口腔炎、牙周炎等。
3. 橘子不宜在饭前或空腹时食用。

降脂功效一点通

橘子内侧薄皮含有丰富的膳食纤维及果胶，可以促进排便，降低血液中胆固醇浓度，有效降低血脂，可防治动脉硬化等心血管疾病。

相宜相克

✔ 橘子 + 玉米 = 利于维生素的吸收

玉米中的维生素 E 具有抗氧化的作用，可以保护橘子中的维生素 C 不被氧化，促进营养的吸收。

✔ 橘子 + 蜂蜜 = 润肺止咳

橘子具有止咳清肺的作用，蜂蜜能够滋阴润肺，二者同食可以润肺止咳。

✘ 橘子 + 牛奶 = 影响蛋白质吸收

橘子中的果酸易和牛奶中的蛋白质发生反应形成沉淀，影响蛋白质的消化吸收。

橘瓣银耳羹　降低胆固醇浓度

材料　橘子 100 克，银耳 15 克，枸杞适量。

做法

1 银耳用清水泡发，择洗干净，撕成小朵；橘子洗净，去皮，分瓣。

2 锅置火上，放入银耳、枸杞和适量清水，大火烧开后转小火煮至汤汁略稠，加橘子瓣即可。

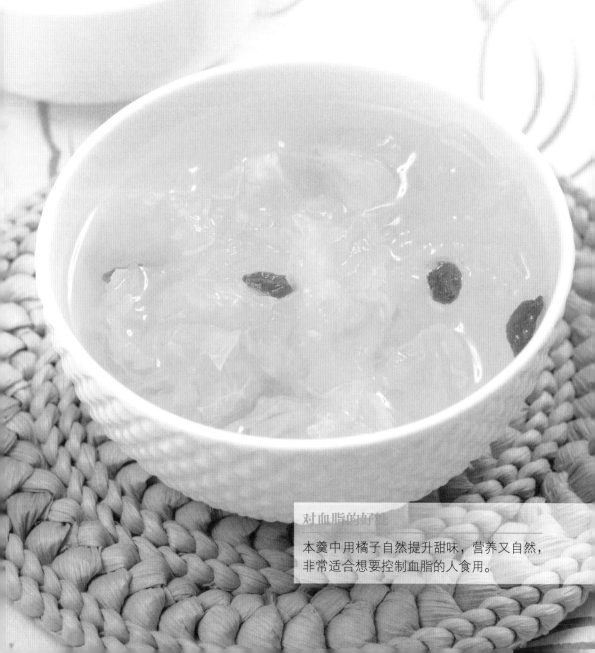

对血脂的好处

本羹中用橘子自然提升甜味，营养又自然，非常适合想要控制血脂的人食用。

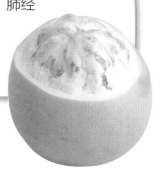

柚子

去脂减肥之王

性味归经：性凉，味甘、酸，归胃、肺经
最佳食用量：100克/天
最佳食用方法：生吃、打汁
最佳食用时间：早上

营养成分（每100克可食部分）

名称	含量
热量	41千卡
脂肪	0.2克
蛋白质	0.8克
碳水化合物	9.5克
膳食纤维	0.4克
维生素C	23毫克
钾	119毫克

饮食宜忌

1. 一次不能吃太多的柚子，否则会影响肝脏解毒，造成肝脏损伤，还可能引起其他的不良反应。
2. 柚子性寒，脾虚泄泻的人不宜多吃，否则会引起腹泻。
3. 服用过敏药时吃柚子，轻则会导致心悸、心律失常、头晕等症状，严重者会导致猝死。

降脂功效一点通

1. 柚子含有丰富的果胶，能降低血液中低密度脂蛋白水平。
2. 柚子所含的大量维生素C，能降低血液中的胆固醇含量，因此可有效降低血脂，防止动脉硬化。

相宜相克

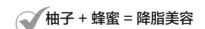

✓ **柚子 + 蜂蜜 = 降脂美容**

柚子汁与蜂蜜一起搭配，味道酸甜可口，还可润肠通便、降脂美容。

✓ **柚子 + 番茄 = 防糖尿病神经病变**

番茄和柚子都富含维生素C，低热低糖，一起打汁食用，能清除体内自由基，可预防糖尿病神经病变和血管病变。

柚子哈密瓜 降低胆固醇含量

材料 柚子 100 克，哈密瓜 100 克。

做法

1 哈密瓜洗净，纵向切开，去籽，横向切成 2 厘米厚的片，在盘中摆成空心圆形。

2 柚子洗净，去皮，分小瓣，放在由哈密瓜片摆成的空心圆内。

3 牙签放在盘边，食用时用牙签扎取哈密瓜片和柚子瓣即可。

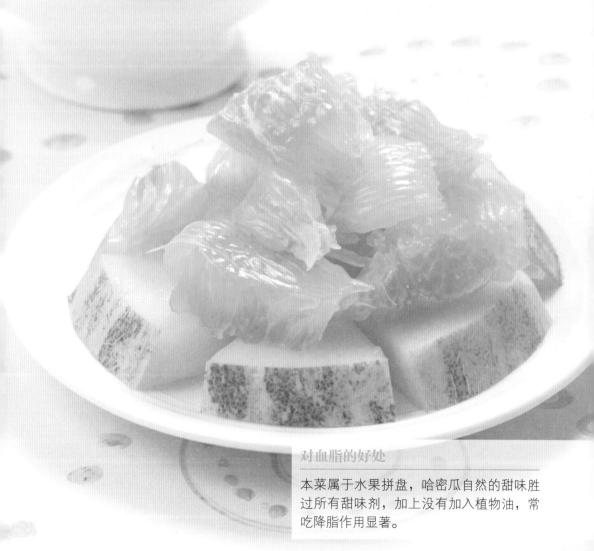

对血脂的好处

本菜属于水果拼盘，哈密瓜自然的甜味胜过所有甜味剂，加上没有加入植物油，常吃降脂作用显著。

橙子

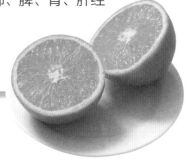

促进血液循环

性味归经：性微凉，味微苦，入肺、脾、胃、肝经
最佳食用量：100克/天
最佳食用方法：生吃、打汁
最佳食用时间：冬季

营养成分（每100克可食部分）

名称	含量
热量	47千卡
脂肪	0.2克
蛋白质	0.8克
碳水化合物	11.1克
膳食纤维	0.6克
维生素C	33毫克
钾	159毫克

饮食宜忌

1. 饭前或空腹时不宜食用橙子，因为橙子所含的有机酸会刺激胃黏膜。
2. 未成熟的橙子含有较多的草酸、苯甲酸等，容易与食物中的蛋白质结合，生成不易消化的沉淀物，从而影响人体对蛋白质的吸收，甚至可能引起消化不良。因此，未成熟的橙子不宜吃。

降脂功效一点通

1. 橙子含有大量维生素C和胡萝卜素，可以软化和保护血管，促进血液循环，降低血液中胆固醇浓度，有效降低血脂。
2. 橙汁内含有类黄酮和维生素P，可以增高高密度脂蛋白浓度，降低低密度脂蛋白含量。

相宜相克

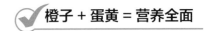

✔ 橙子 + 蛋黄 = 营养全面

橙子富含维生素C，蛋黄富含优质蛋白，两者搭配食用营养更全面。

✘ 橙子 + 牛奶 = 消化不良

吃橙子时不要喝牛奶，因为牛奶中的蛋白质遇到橙子所含的果酸会凝固结块，影响消化吸收。

甜橙汁　软化血管

材料　橙子 250 克。

调料　冰块、柠檬汁各适量。

做法

1 橙子洗净，去皮，切块。

2 将切好的橙子、冰块放入果汁机中，加入适量饮用水搅打成汁，再加入柠檬汁即可。

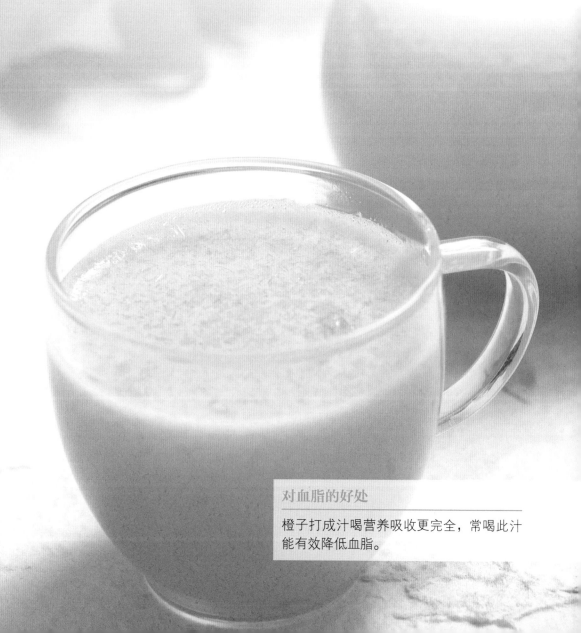

对血脂的好处

橙子打成汁喝营养吸收更完全，常喝此汁能有效降低血脂。

香蕉

降低血液中胆固醇含量

性味归经： 性寒，味甘，归肺、大肠经
最佳食用量： 100 克 / 天
最佳食用方法： 生吃、煮、榨汁
最佳食用时间： 三餐均可

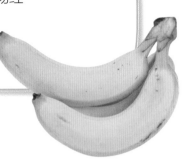

营养成分（每100克可食部分）

名称	含量
热量	49 千卡
脂肪	1.4 克
蛋白质	0.2 克
碳水化合物	22.0 克
膳食纤维	1.2 克
维生素 C	8 毫克
钾	256 毫克

饮食宜忌

1. 没有熟透的香蕉含较多鞣酸，对消化道有收敛作用，会抑制胃肠液分泌并抑制胃肠蠕动，因此生的香蕉不仅不能通便，反而会加重便秘。
2. 香蕉在冰箱中存放容易变黑，把香蕉放进塑料袋里，再同时放入 1 个苹果，扎紧袋口，放在家里阴凉的地方，这样做香蕉至少可以保存 1 个星期。

降脂功效一点通

1. 香蕉富含的果胶可降低血液中胆固醇浓度，因此可有效降低血脂，防治心血管疾病。
2. 香蕉能帮助消化，促进肠胃蠕动，多吃香蕉能够降低人体内的胆固醇与脂肪，促进体内代谢，进而保护血管，预防血脂异常的发生。

相宜相克

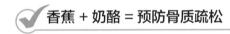

✔ **香蕉 + 奶酪 = 预防骨质疏松**

香蕉中的镁和奶酪中的钙相遇，可防止钙沉积在人体组织或血管壁中，并可预防骨质疏松。

✘ **香蕉 + 牛奶 = 易引起消化不良**

牛奶中的蛋白质遇到香蕉中的果酸会产生凝固，阻碍蛋白质的吸收，容易引起消化不良。

香蕉粥

降低胆固醇浓度

材料 糯米 100 克，香蕉 1 根。

调料 冰糖适量。

做法

1 糯米淘洗干净，用水浸泡 4 小时；香蕉去皮，切丁。

2 锅置火上，倒适量清水烧开，倒糯米大火煮沸后转小火煮至米粒熟烂，加香蕉丁煮沸，最后放冰糖煮化即可。

对血脂的好处

香蕉可降低血液中胆固醇浓度，做成粥后营养吸收更加完全，常吃此粥可有效降低血脂。

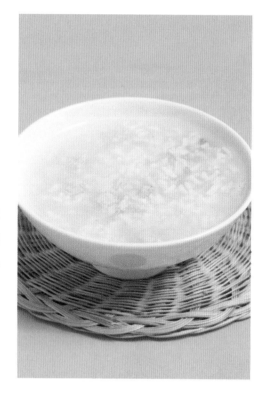

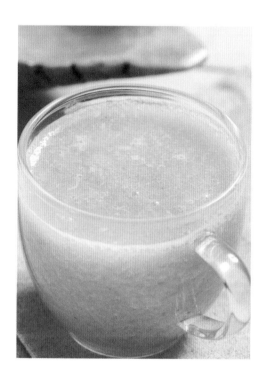

木瓜香蕉汁

保护血管

材料 木瓜 200 克，香蕉 100 克。

做法

1 木瓜去皮，去籽，切小块；香蕉去皮，切小块。

2 把上述食材放入果汁机中，加入适量饮用水搅打即可。

对血脂的好处

香蕉能保护血管，打成汁后营养吸收更完全，控制血脂作用更加显著。

兔肉

增加高密度脂蛋白

性味归经：性凉，味甘，归肝、脾、大肠经
最佳食用量：80 克 / 天
最佳食用方法：炒菜、炖汤
最佳食用时间：三餐均可

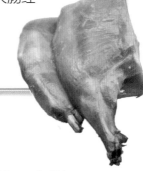

营养成分（每 100 克可食部分）

名称	含量
热量	102 千卡
脂肪	2.2 克
蛋白质	19.7 克
碳水化合物	0.9 克
膳食纤维	0 克
磷	165 毫克
钾	284 毫克
维生素 B_3	5.8 毫克

饮食宜忌

兔肉可用清水泡去血水，大约泡 1 天时间，期间换水 3~4 次，直到兔肉泡至发白，这样吃起来没有土腥味。

烹调提醒

兔肉可以煮熟和茼蒿、黄瓜等蔬菜凉拌。口味鲜香、爽口，有补血润燥、补中益气的作用，适合血脂异常人群食用。

降脂功效一点通

1. 兔肉中含有丰富的 B 族维生素，尤其是维生素 B_3 含量很高，可促使肝脏及血液中的脂肪加速排出，帮助燃烧脂肪，增加高密度脂蛋白，改善脂类代谢循环，有益于控制血脂。

2. 兔肉富含大量的卵磷脂，既能有效抑制血小板凝聚，又能降低胆固醇，对于血脂异常人群是理想的食物。

相宜相克

✔ 兔肉 + 南瓜 = 降脂养颜

兔肉和南瓜都具有降低胆固醇的功效，两者同食既可降脂减肥，又可以养颜润肤。

✘ 兔肉 + 橘子 = 引起腹泻

兔肉性凉，橘子多食生热，两者同食会引起消化不良，导致腹泻。

绿豆芽炒兔肉丝 帮助燃烧脂肪

材料 兔肉 50 克，绿豆芽 250 克。

调料 蒜末、鸡精、植物油、盐各适量。

做法

1 兔肉洗净，煮熟，撕成细丝；绿豆芽洗净。

2 锅中倒入油，放入蒜末爆香，然后放绿豆芽和兔肉丝，翻炒至熟，然后加盐、鸡精调味拌匀即可。

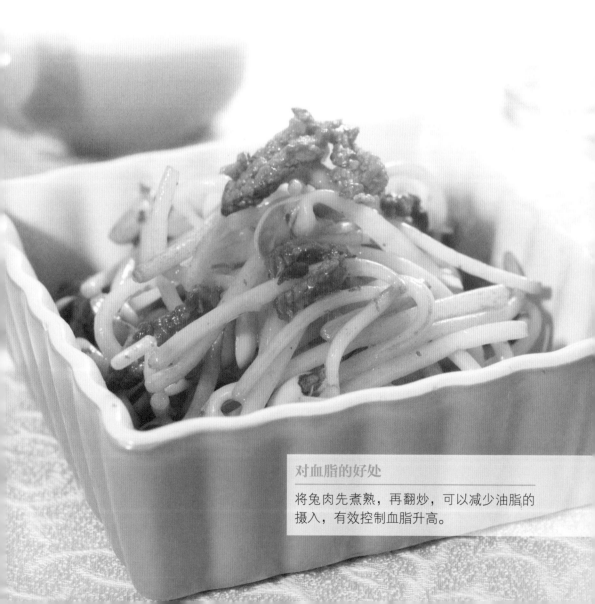

对血脂的好处

将兔肉先煮熟，再翻炒，可以减少油脂的摄入，有效控制血脂升高。

乌鸡

保持血管弹性

性味归经：性平，味甘，归肝、肾经
最佳食用量：50~80 克 / 天
最佳食用方法：炖汤、炒菜、煮粥
最佳食用时间：三餐均可

营养成分（每 100 克可食部分）

名称	含量
热量	111 千卡
脂肪	2.3 克
蛋白质	22.3 克
碳水化合物	0.3 克
膳食纤维	0 克
磷	210 毫克
钾	323 毫克
铜	0.26 毫克
锰	0.05 毫克

饮食宜忌

1 乌鸡连骨熬汤滋补效果最佳，可将其骨头砸碎，与肉、杂碎一起熬炖。
2 炖煮乌鸡最好不用高压锅，宜用砂锅。炖煮时宜用文火慢炖，这样会更有别具一格的风味。

降脂功效一点通

1. 乌鸡含有的铜可降低血中甘油三酯及胆固醇的浓度，保持血管弹性。
2. 乌鸡中含有丰富的锰，有促进胆固醇在人体内转化、输送及排出的作用。

相宜相克

✔ **红枣 + 乌鸡 = 益气、滋阴**

将红枣与乌鸡一起炖食，具有益气、滋阴的功效，特别适合女性月经紊乱患者，经常食用还能美容。

✘ **乌鸡 + 苋菜 = 加速维生素 C 氧化**

两者放一起食用，会加速维生素 C 的氧化，导致营养流失。

✘ **乌鸡 + 大豆 = 降低食物营养价值**

大豆中含有植酸，会影响乌鸡所含的蛋白质、铁、锌的吸收，降低营养价值。

清炖乌鸡汤 促进胆固醇排出

材料 乌鸡 300 克。

调料 香葱、生姜、料酒、盐、鸡精各适量。

做法

1 将乌鸡宰杀、洗净、切块，放沸水中焯烫，除去血水。

2 把乌鸡、料酒、香葱、生姜放入砂锅内，用大火烧开后改小火炖 2 小时，最后加入盐、鸡精即可。

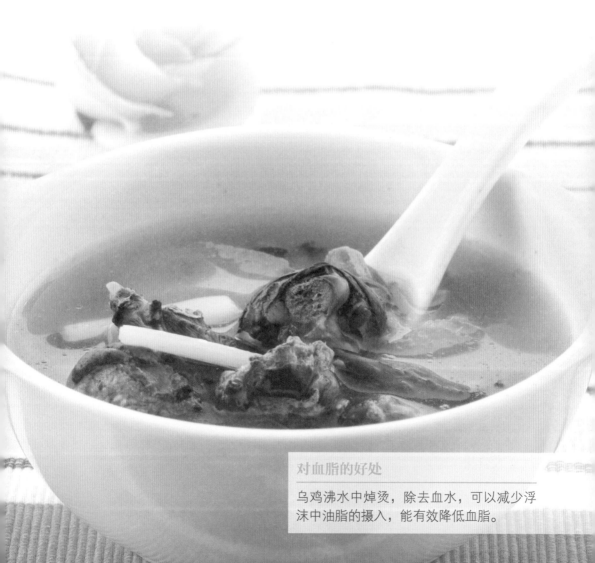

对血脂的好处

乌鸡沸水中焯烫，除去血水，可以减少浮沫中油脂的摄入，能有效降低血脂。

鸡肉

降低胆固醇和甘油三酯

性味归经： 性平，味甘，归肝、肾经
最佳食用量： 100 克 / 天
最佳食用方法： 做汤、炒、蒸
最佳食用时间： 三餐均可

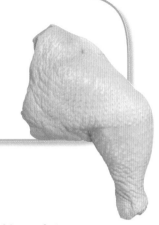

营养成分（每 100 克可食部分）

名称	含量
热量	167 千卡
脂肪	9.4 克
蛋白质	19.3 克
碳水化合物	1.3 克
膳食纤维	0 克
磷	156 毫克
钾	251 毫克

饮食宜忌

1. 鸡肉较科学的吃法是炖汤喝，这样能让鸡肉中的营养充分释放到汤中，更利于人体吸收。
2. 鸡屁股是淋巴最集中的地方，也是储存细菌、病毒和致癌物的仓库，不要食用。

降脂功效一点通

鸡肉中含有高度不饱和脂肪酸、维生素 E 和维生素 B_3，能够降低血液中胆固醇的浓度，减少有害的低密度脂蛋白胆固醇，并防止其在血管壁上沉积。

相宜相克

✔ 鸡肉 + 香菇 = 增强免疫力

鸡肉中含有丰富的蛋白质和氨基酸，香菇能够强身抗癌，两者同食可以补充营养，增强机体免疫力。

✔ 鸡肉 + 菜花 = 解毒，提高免疫力

鸡肉能够滋补身体，菜花可以防治坏血病，二者同食可以提高身体免疫能力，有助于解毒排毒。

✘ 鸡肉 + 芥末 = 引起上火

鸡肉性温，芥末性热，二者同食会增加体内热气，引起上火。

香辣手撕鸡 降低甘油三酯

调料 鸡胸肉 300 克，青椒丝、红椒丝各 30 克，黄瓜丝 50 克。

调料 葱丝、蒜末、辣椒油、香菜末、葱段、姜片、醋、料酒、花椒油、盐、白糖各适量。

做法

1 鸡胸肉洗净，锅内加水、鸡胸肉、料酒、葱段、姜片、盐煮熟，撕成丝。

2 将醋、盐、白糖、花椒油、辣椒油调成汁，淋在鸡丝上。

3 撒葱丝、蒜末、香菜末、青椒丝、红椒丝和黄瓜丝拌匀即可。

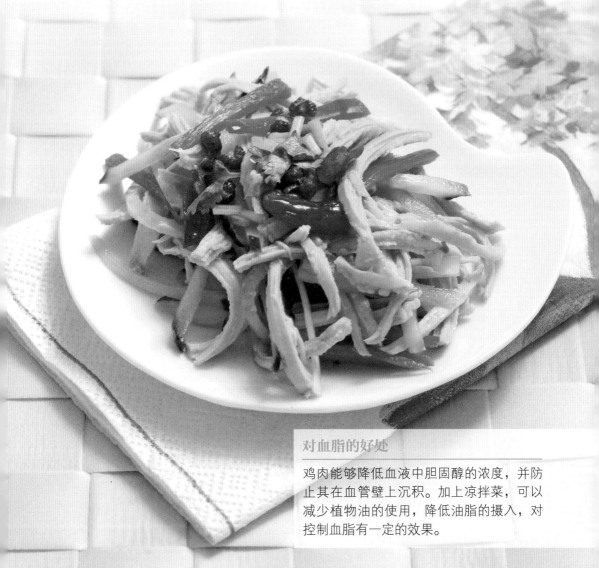

对血脂的好处

鸡肉能够降低血液中胆固醇的浓度，并防止其在血管壁上沉积。加上凉拌菜，可以减少植物油的使用，降低油脂的摄入，对控制血脂有一定的效果。

牛肉

软化心脑血管

性味归经： 性平，味甘，归脾、胃经
最佳食用量： 80 克 / 天
最佳食用方法： 炖煮、炒菜
最佳食用时间： 午餐和晚餐

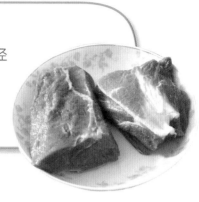

营养成分（每100克可食部分）

名称	含量
热量	125 千卡
脂肪	4.2 克
蛋白质	19.9 克
碳水化合物	2.0 克
膳食纤维	0 克
磷	168 毫克
钾	216 毫克

饮食宜忌

1. 牛肉的肌肉纤维较粗糙且不易消化，老人、幼儿及消化能力较弱的人不宜多吃，或适当吃些嫩牛肉。
2. 牛肉的胆固醇含量较高，不宜常吃，每周吃 1 次为宜。
3. 炖牛肉时加入适量生姜，有温阳祛寒的作用。

降脂功效一点通

牛肉的亚油酸，能降低血液胆固醇，预防动脉粥样硬化，具有软化心脑血管、促进血液循环、降脂降压、促进新陈代谢、调节内分泌和延缓衰老等作用。

相宜相克

✔ 牛肉 + 白萝卜 = 营养更均衡

牛肉与白萝卜搭配食用可使营养更均衡，而且白萝卜有帮助消化的作用，适合脾胃虚弱的人食用。

✔ 牛肉 + 南瓜 = 补益脾气、解毒止痛

二者同食可以补益脾气、解毒止痛，可用于防治动脉硬化和胃及十二指肠溃疡等疾病。

番茄炖牛腩　促进血液循环

材料　牛腩 250 克，番茄 100 克。

调料　葱段、姜片各 10 克，桂皮、八角各 3 克，老抽、料酒各 15 克，盐 5 克。

做法

1 牛腩洗净切大块，沸水焯烫，备用；番茄去蒂切块。

2 锅中倒入油烧至七成热后放入葱段、姜片、桂皮、八角爆香，随后加入牛肉翻炒，调入老抽、料酒，炒匀后放入适量清水，大火烧开，撇出浮沫。

3 转小火炖 3 小时，入番茄块、盐，待其熟透，即可关火出锅。

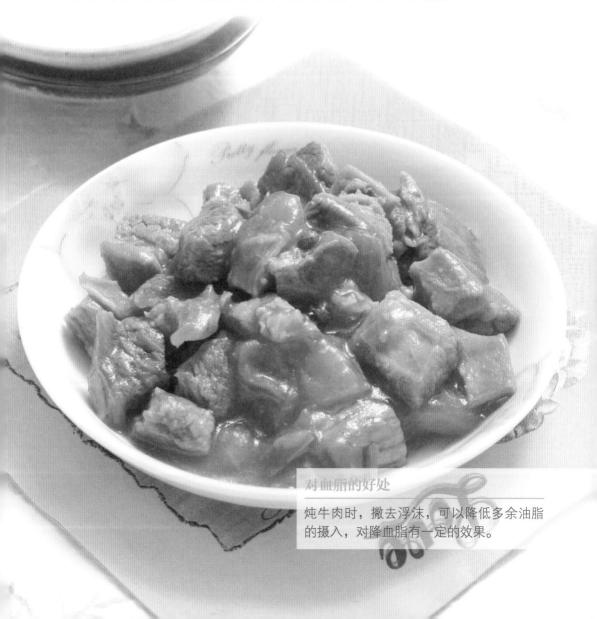

对血脂的好处

炖牛肉时，撇去浮沫，可以降低多余油脂的摄入，对降血脂有一定的效果。

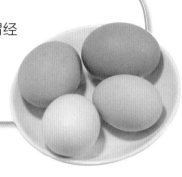

鸡蛋

改善血清脂质

性味归经： 性平，味甘，归脾、胃经
最佳食用量： 1个 / 天
最佳食用方法： 煮、做汤、炒
最佳食用时间： 三餐均可

营养成分（每100克可食部分）

名称	含量
热量	144 千卡
脂肪	8.8 克
蛋白质	13.3 克
碳水化合物	2.8 克
膳食纤维	0 克
磷	156 毫克
钙	56 毫克

饮食宜忌

1. 鸡蛋要经高温后再吃，不要吃未熟的鸡蛋。
2. 鸡蛋要吃新鲜的，最好不吃毛鸡蛋和臭鸡蛋，不利于身体健康。

烹调提醒

鸡蛋煎、炒、炸虽然好吃，但较难消化，对于血脂异常人群来说油脂过多，不利于控制病情。

降脂功效一点通

鸡蛋中虽然胆固醇含量较高，但同时也含有丰富的卵磷脂，可使"坏胆固醇"和脂肪的颗粒变小，并使之保持悬浮状态，从而阻止胆固醇和脂肪在血管壁的沉积。

相宜相克

✔ 鸡蛋 + 枸杞子 = 防治老花眼

鸡蛋与枸杞子同食，可预防和辅助治疗中老年人的老花眼，对肝肾不足引起的多泪也有益。

✔ 鸡蛋 + 苦瓜 = 保护骨骼、牙齿

鸡蛋和苦瓜搭配，可保护骨骼和牙齿，还能保护血管的健康。

黑木耳蒸蛋　阻止脂肪沉积

材料　水发黑木耳 30 克，鸡蛋 1 个（约 60 克），枸杞子 5 克。

调料　盐适量。

做法

1 黑木耳洗净，切碎；鸡蛋打散，加少许盐调味，并对入适量白开水搅拌均匀，将切碎的黑木耳放入蛋液中。

2 锅内加水烧开，将备好的蛋液隔水蒸 10 分钟，关火即可。

3 将洗净的枸杞子放在蒸蛋上做装饰。

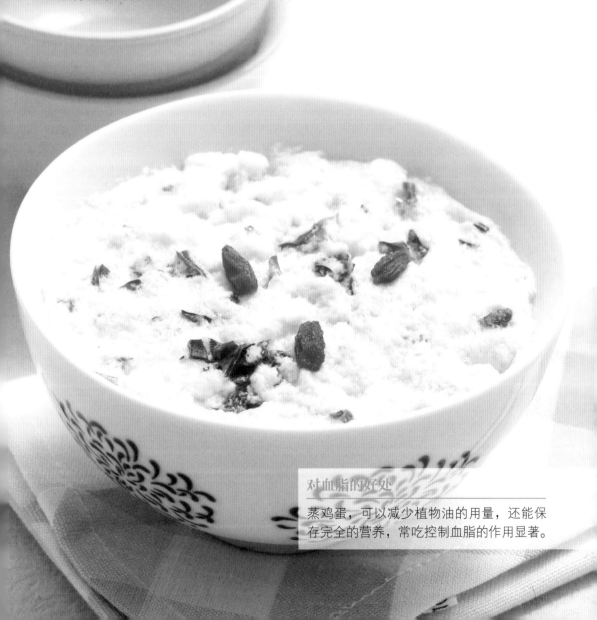

对血脂的好处

蒸鸡蛋，可以减少植物油的用量，还能保存完全的营养，常吃控制血脂的作用显著。

鹌鹑蛋

防止脂质沉积

性味归经： 性微寒，味甘咸，归脾、胃、肾经
最佳食用量： 3~5 个 / 天
最佳食用方法： 蒸、煮
最佳食用时间： 三餐均可

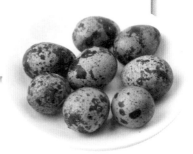

营养成分（每 100 克可食部分）

名称	含量
热量	160 千卡
脂肪	11.1 克
蛋白质	12.8 克
碳水化合物	2.1 克
膳食纤维	0 克
钾	138 毫克
钙	47 毫克

饮食宜忌

1. 不要吃未熟的鹌鹑蛋，否则容易引起恶心、呕吐、腹泻等症状。
2. 鹌鹑蛋是一种美食，通常煮至全熟或半熟后去壳，可用于沙拉中，也可以腌渍、水煮或做胶冻食物。
3. 煮鹌鹑蛋为最佳烹饪方法，消化吸收率基本可以达到100%。

降脂功效一点通

鹌鹑蛋中的维生素 B_2，可促进脂肪的代谢，防止脂质的沉积，保护血管。

相宜相克

✔ 鹌鹑蛋 + 银耳 = 补血、健脑

银耳与鹌鹑蛋同食，强精补肾、益气养血、健脑强身的功效更为显著。对贫血、妇婴营养不良、神经衰弱、血管硬化、心脏病等病人，均有补益作用。常吃还能防治老年性疾病。

✔ 鹌鹑蛋 + 黄豆 = 营养更容易吸收

黄豆蛋白质中赖氨酸较多，蛋氨酸较少，搭配含蛋氨酸丰富的鹌鹑蛋，营养更容易被吸收。

鹌鹑蛋菠菜汤　促进脂肪代谢

材料　鹌鹑蛋 5 个，菠菜 100 克，桂圆肉 50 克，枸杞子 10 克。

调料　姜片、葱花、香菜、淀粉、盐各适量。

做法

1 鹌鹑蛋打碎入碗中，加淀粉搅拌均匀；菠菜洗净，焯水后切段；香菜洗净，
　切段。

2 将桂圆肉、枸杞子、姜片洗净，放入砂锅中，加适量水，先大火烧开后转小
　火煮 20 分钟。

3 放入菠菜煮 1 分钟，倒入鹌鹑蛋液，烧开，加入葱花、香菜、盐调味即成。

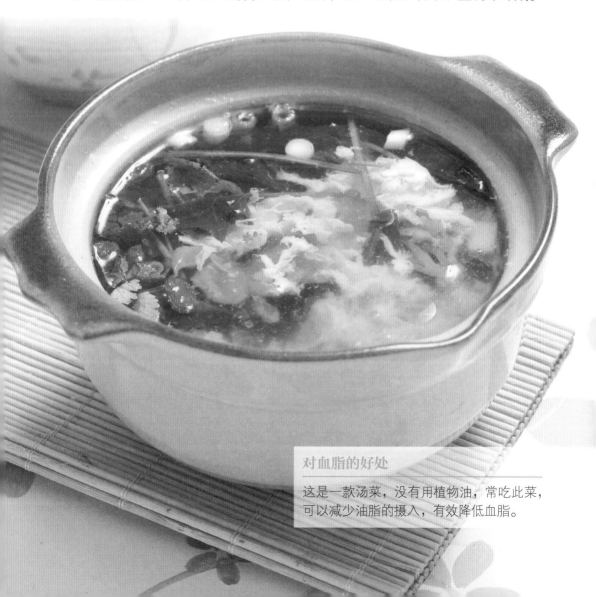

对血脂的好处

这是一款汤菜，没有用植物油，常吃此菜，
可以减少油脂的摄入，有效降低血脂。

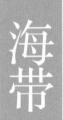

海带

控制胆固醇吸收的"海上之蔬"

性味归经: 性寒,味咸,归肝、胃、肾经
最佳食用量: 150~200 克 / 天
最佳食用方法: 炒菜、炖汤、凉拌
最佳食用时间: 四季均可

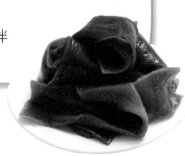

营养成分 (每 100 克可食部分)

名称	含量
热量	12 千卡
脂肪	0.1 克
蛋白质	1.1 克
碳水化合物	3.0 克
膳食纤维	0.9 克
钾	761 毫克
钠	327.4 毫克

饮食宜忌

1. 干海带含有较高的有毒金属——砷,因此,烹制前应先用清水漂洗,然后浸泡 6 小时左右,并要勤换水。
2. 吃海带后不要马上喝茶,也不要立刻吃酸涩的水果,否则会阻碍海带中铁的吸收。

降脂功效一点通

1. 海带含有大量的不饱和脂肪酸,能清除附着在血管壁上的过多胆固醇。
2. 海带中含有的昆布素等多糖类可降低血清胆固醇和甘油三酯的含量。
3. 海带中的褐藻酸,能促进胆固醇的排泄,控制胆固醇的吸收。

相宜相克

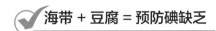

✓ 海带 + 豆腐 = 预防碘缺乏

豆腐中的皂角苷可促进碘的排泄,容易引起碘缺乏,而海带含碘丰富,两者搭配食用可以预防碘缺乏。

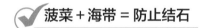

✓ 菠菜 + 海带 = 防止结石

菠菜和海带同食可促使草酸钙溶解排出,防止结石。

肉末烧海带 控制胆固醇吸收

材料 水发海带 250 克，猪里脊肉 50 克。

调料 植物油、葱花、盐、酱油、鸡精各适量。

做法

1 水发海带洗净，切丝；猪里脊肉洗净，切成肉末。

2 炒锅置火上，倒入适量植物油，待油温烧至七成热，放入葱花炒香，加肉末滑熟。

3 倒入海带丝翻炒均匀，加酱油和少许清水烧至海带软烂，用盐和鸡精调味即可。

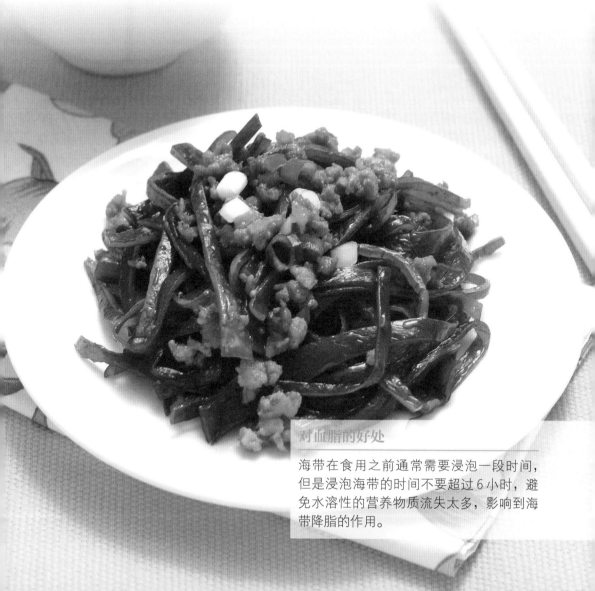

对血脂的好处

海带在食用之前通常需要浸泡一段时间，但是浸泡海带的时间不要超过 6 小时，避免水溶性的营养物质流失太多，影响到海带降脂的作用。

紫菜

降低血清中的有害胆固醇

性味归经： 性寒，味甘、咸，归肺经
最佳食用量： 5~15 克 / 天
最佳食用方法： 煮汤、做寿司
最佳食用时间： 三餐均可

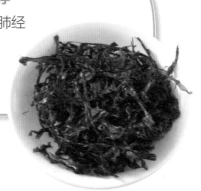

营养成分（每 100 克可食部分）

名称	含量
热量	207 千卡
脂肪	1.1 克
蛋白质	26.7 克
碳水化合物	44.1 克
膳食纤维	21.6 克
镁	105 毫克
钾	1796 毫克
钠	710.5 毫克

饮食宜忌

1. 紫菜在食用前应放在清水中浸泡至细沙沉淀于水底。
2. 熬汤时，如果汤过于油腻，可将紫菜用火烤一下，然后弄碎撒入汤内，这样可减少汤的油腻感。

降脂功效一点通

1. 紫菜含有的牛磺酸可促进胆固醇分解，降低血清中的有害胆固醇。
2. 紫菜中镁的含量很高，能显著降低血清中胆固醇的总含量。

相宜相克

✓ 紫菜 + 鸡蛋 = 提升两者营养价值

紫菜搭配鸡蛋食用，能提升两者的营养价值，紫菜中的钙能促进人体对鸡蛋中维生素 B_{12} 的吸收。

✓ 紫菜 + 豆腐 = 营养互相补充

豆腐中的皂苷能防止引起动脉硬化的氧化脂质产生，但是皂苷能引起体内碘的排泄，如果长期食用可能导致碘缺乏。而海带含碘丰富，两者搭配营养能互相补充。

紫菜包饭　**降低有害胆固醇**

材料　熟米饭 100 克，紫菜 1 张，黄瓜、胡萝卜各 50 克，鸡蛋 1 个（约 60 克），熟白芝麻少许。

调料　盐、植物油各适量。

做法

1 熟米饭中加盐、熟白芝麻搅拌均匀；鸡蛋洗净，磕入碗内，打散，加盐搅匀；黄瓜洗净，去蒂，切条；胡萝卜去皮，洗净，切条。

2 炒锅置火上，倒入适量植物油烧至五成热，淋入鸡蛋液煎成蛋皮，盛出，切长条。

3 取一张紫菜铺好，放上米饭，用手弄散，放上蛋皮条、黄瓜条、胡萝卜条卷紧，切成 1.5 厘米长的段即可。

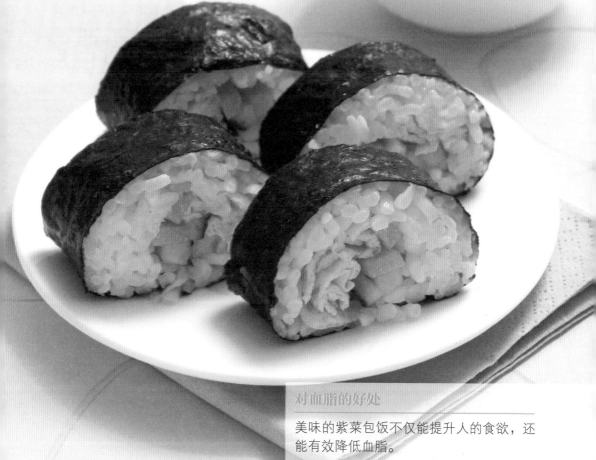

对血脂的好处

美味的紫菜包饭不仅能提升人的食欲，还能有效降低血脂。

鳕鱼

保护心血管系统

性味归经： 性平，味甘，归脾、胃、肝、肺经
最佳食用量： 80 克／天
最佳食用方法： 清蒸
最佳食用时间： 三餐均可

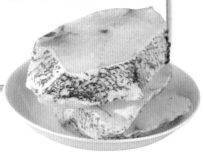

营养成分（每 100 克可食部分）

名称	含量
热量	88 千卡
脂肪	0.5 克
蛋白质	20.4 克
碳水化合物	0.5 克
膳食纤维	0 克
钾	321 毫克
磷	232 毫克
镁	84 毫克

饮食宜忌

1. 鳕鱼的营养价值是所有鱼类之首，其鱼油含量非常高，且含铅、汞低，有益身体健康。
2. 痛风、尿酸过高患者忌食。
3. 将盐撒在鱼肉上，然后用保鲜膜包起来，放入冰箱冷冻室，这样不仅可以去腥、抑制细菌繁殖，还能增添鳕鱼的美味，延长保存期。

降脂功效一点通

鳕鱼中的镁对心血管系统有很好的保护作用，可减少血液中胆固醇的含量，防止动脉硬化，同时还能扩张冠状动脉，增加心肌供血量。

相宜相克

✔ **鳕鱼 + 豆腐 = 促进钙的吸收**

鳕鱼与豆腐搭配食用，不仅能够使营养互补，还能促进钙的吸收。

✘ **鳕鱼 + 高盐食物 = 降低钾的功效**

鳕鱼中富含的钾碰上高盐食物则会降低钾的功效，有害健康。

烹调提醒

鳕鱼的最佳烹饪方法为清蒸，清蒸鳕鱼被称为餐桌上的"瘦身专家"。做法简单但又营养丰富的清蒸鳕鱼是高血脂人群的最佳选择。

清蒸鳕鱼 防止动脉硬化

材料 鳕鱼 250 克。

调料 盐、葱丝、姜片、蒜末、生抽、蚝油、白糖、橄榄油、香油、水淀粉各适量。

做法

1 将鳕鱼洗净沥水，装盘，姜片放在其上备用。

2 蒸锅内加水，放入鳕鱼盘，水开后大火蒸 6 分钟，熄火闷 2 分钟，取出蒸好的鳕鱼，上面放上葱丝。

3 另起锅倒入橄榄油，放入蒜末炒香，依次放入少许水、盐、生抽、白糖、蚝油，调中小火烧开，用水淀粉勾芡，加香油调味，离火，浇到蒸好的鱼片上即可。

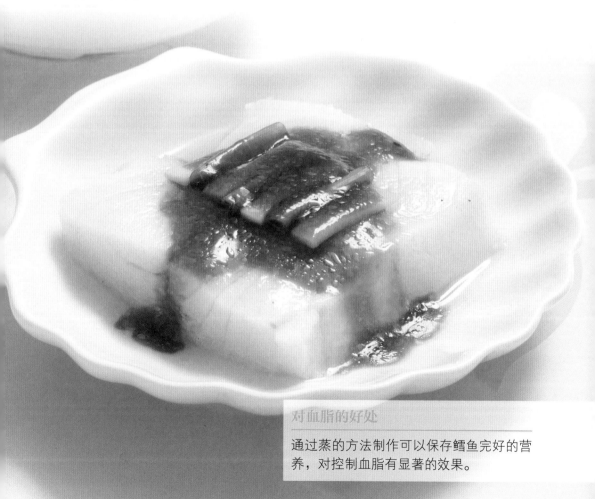

对血脂的好处

通过蒸的方法制作可以保存鳕鱼完好的营养，对控制血脂有显著的效果。

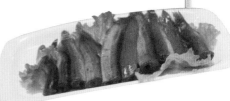

鳝鱼

血管清洁工

性味归经：性温，味甘，归肝、脾、肾经
最佳食用量：50克/天
最佳食用方法：炒菜、炖汤
最佳食用时间：三餐均可

营养成分（每100克可食部分）

名称	含量
热量	89 千卡
脂肪	1.4 克
蛋白质	18.0 克
碳水化合物	1.2 克
膳食纤维	0 克
锰	2.22 毫克
钾	263 毫克
磷	206 毫克

饮食宜忌

1. 鳝鱼补阳气、益虚损，但是食用太多容易导致腹胀。因此，在食用鳝鱼时配以黄酒、大蒜，则可温阳补虚、理气除胀。
2. 鳝鱼体内含组氨酸较多，味道很鲜美，但是鳝鱼死后体内的组氨酸就会转变为有毒物质，因而鳝鱼宜现杀现烹。

降脂功效一点通

1. 鳝鱼含有丰富的维生素 B_2，可保护血管健康，防止脂质沉积，能促使肝脏及血液中的胆固醇排出，有效防止肥胖及脂肪肝。
2. 鳝鱼含有的锰可抑制血液中自由基的产生，有利于甘油三酯和胆固醇在人体内的转化及输送。

相宜相克

✔ **鳝鱼＋莲藕＝有利保持酸碱平衡**

吃鳝鱼时最好搭配莲藕。因为鳝鱼和莲藕的黏液都能促进蛋白质的吸收，而且两者酸碱搭配，有利于保持人体的酸碱平衡。

烹调提醒

鳝鱼肉味鲜美，骨少肉多，最佳的烹饪方法是清炖，其味道鲜美、营养丰富。

红辣椒爆炒鳝段　保护血管健康

材料　鳝鱼 400 克，鲜红辣椒 100 克。

调料　姜丝、蒜末、料酒、花椒、胡椒粉、盐、白糖、高汤各适量。

做法

1 鳝鱼收拾干净，切成 3 厘米长的段，用盐、料酒腌渍 5 分钟。

2 锅置火上，放油烧热，放入鳝鱼段滑一下，捞出。

3 锅内留底油，放入姜丝、蒜末、花椒炒香，放入鲜红辣椒炒至五成熟，加入鳝鱼段，接着加入白糖、高汤，翻炒 2 分钟，加胡椒粉即可。

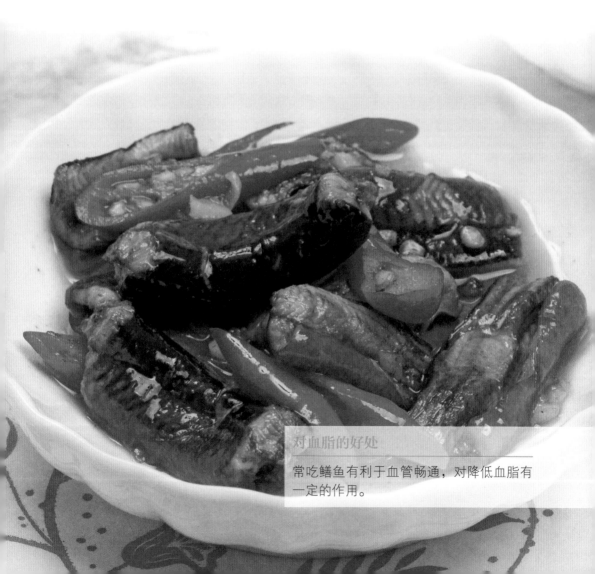

对血脂的好处

常吃鳝鱼有利于血管畅通，对降低血脂有一定的作用。

鲤鱼

减少代谢不良引发的脂肪囤积

性味归经：性平，味甘，归脾、肾、肺经
最佳食用量：80 克 / 天
最佳食用方法：炖汤
最佳食用时间：三餐均可

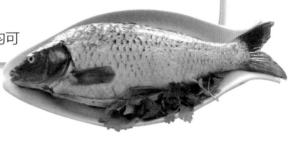

营养成分（每100克可食部分）

名称	含量
热量	109 千卡
脂肪	4.1 克
蛋白质	17.6 克
碳水化合物	0.5 克
膳食纤维	0 克
镁	33 毫克
钾	334 毫克
钙	50 毫克

饮食宜忌

1. 烹制鲤鱼不用放鸡精或味精调味，因为鲤鱼本身的味道就很鲜美。
2. 鲤鱼肉是发物，有慢性病者不宜食用。
3. 鲤鱼胆苦有毒，在食用前一定要去除，否则易引发中毒。

降脂功效一点通

1. 鲤鱼的脂肪大部分是由不饱和脂肪酸组成，具有良好的降低胆固醇的作用。
2. 鲤鱼含有的镁元素，可减少代谢不良引发的脂肪囤积，提高心血管的免疫力。

相宜相克

✓ 鲤鱼 + 花生 = 有利营养利用

鲤鱼中的不饱和脂肪酸易被氧化，花生中的维生素 E 可有效抗氧化。两者搭配食用，有利于营养被更好地保存和利用。

✓ 鲤鱼 + 白菜 = 营养丰富

二者同食能提供丰富的蛋白质、碳水化合物、维生素 C 等营养物质。

豆腐鲤鱼汤 降低胆固醇

材料 鲤鱼 500 克，豆腐 250 克，番茄 100 克，牛奶 100 克。

调料 葱段、姜片、蒜片、香菜末、淀粉、盐、料酒、植物油各适量。

做法

1 鲤鱼收拾干净，切块；豆腐、番茄洗净，切块。

2 鲤鱼块放盐、料酒腌制半小时，拍上淀粉，放入八成热的油锅煎至两面金黄，捞出备用。

3 锅里放入少量油，油热后放入葱段、姜片、蒜片，放入刚煎过的鱼块，立即倒入开水，放入豆腐和番茄，中火煮 15 分钟，加入盐调味，倒入牛奶煮沸，撒上香菜末即可出锅。

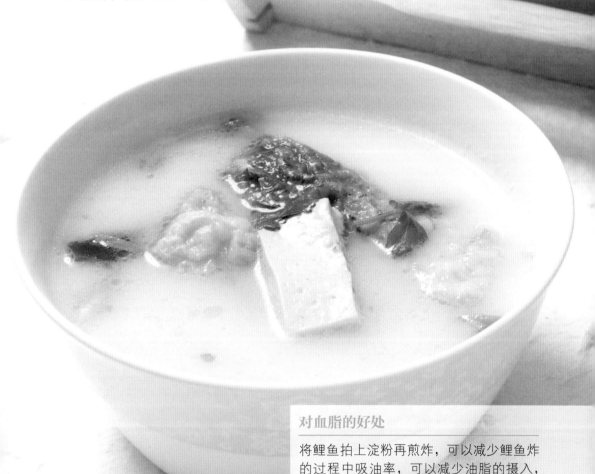

对血脂的好处

将鲤鱼拍上淀粉再煎炸，可以减少鲤鱼炸的过程中吸油率，可以减少油脂的摄入，有利于降低血脂。

牡蛎

对心肌细胞有保护作用

性味归经：性微寒，味咸，归肝、胆、肾经
最佳食用量：2~3 个 / 天
最佳食用方法：清蒸、生炒和煮汤
最佳食用时间：三餐均可

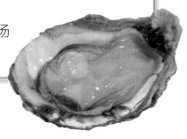

营养成分（每100克可食部分）

名称	含量
热量	73 千卡
脂肪	2.1 克
蛋白质	5.3 克
碳水化合物	8.2 克
膳食纤维	0 克
钾	200 毫克
钠	462.1 毫克

饮食宜忌

1 在蒸煮过程中不能张开壳的牡蛎一般是已经变质的，不要食用。
2 牡蛎不要与糙米等高膳食纤维的食物同食，否则会影响锌的吸收。
3 生食牡蛎应该注意其新鲜度和卫生，因为鲜牡蛎要是没有做好洗净、杀菌的处理工作，人食用后很容易受细菌感染，并导致食物中毒。

降脂功效一点通

1. 牡蛎中含有的牛磺酸，可抑制血小板凝集，降低血脂，保持人体正常血压和防止动脉硬化。
2. 对心肌细胞有保护作用，可抗心律失常。
3. 对降低血液中胆固醇含量有特殊疗效，可辅助治疗心力衰竭。

相宜相克

✔ **牡蛎 + 海带 = 清热利湿**

牡蛎能够清热解毒，海带能利水消肿，搭配食用可以清内热、利水消肿。

✔ **牡蛎 + 豆腐 = 降脂补钙**

豆腐能够减脂，且和牡蛎都含有丰富的钙质，二者同食可以降低血脂、补充钙质。

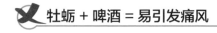 **牡蛎 + 啤酒 = 易引发痛风**

牡蛎和啤酒同食，易引发痛风。

牡蛎萝卜丝汤 防止动脉硬化

材料 白萝卜200克，牡蛎肉50克。

调料 葱丝、姜丝、盐、香油各适量。

做法

1 白萝卜去根须，洗净，切丝；牡蛎肉洗净泥沙。

2 锅置火上，加适量清水烧沸，倒入白萝卜丝煮至九成熟，放入牡蛎肉、葱丝、姜丝，煮至白萝卜丝熟透，用盐调味，淋上香油即可。

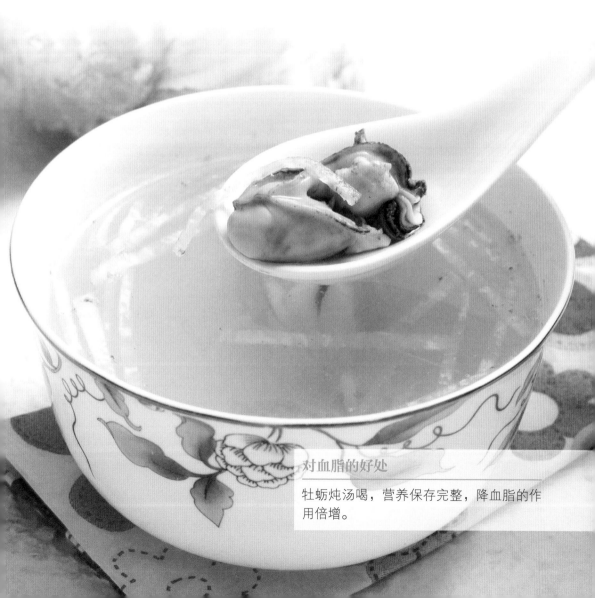

对血脂的好处

牡蛎炖汤喝，营养保存完整，降血脂的作用倍增。

带鱼

有益于破损血管的修复

性味归经：性温，味甘、咸，归肝、脾经
最佳食用量：80克/天
最佳食用方法：红烧
最佳食用时间：三餐均可

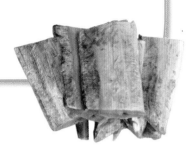

营养成分（每100克可食部分）

名称	含量
热量	127千卡
脂肪	4.9克
蛋白质	17.7克
碳水化合物	3.1克
膳食纤维	0克
钾	280毫克
钙	28毫克

饮食宜忌

1. 清洗带鱼时水温不可过高，也不要刮掉鱼体表面的银色物，以防银脂流失，损失营养。
2. 带鱼的腥味较重，不适合清蒸，适合红烧或糖醋。

烹调提醒

对血脂异常人群来说，带鱼最好的烹饪方法是和蒜蓉蒸制或和醋烧制。

降脂功效一点通

1. 带鱼所含的维生素 B_3，能参与脂肪的代谢，可以减少血液中的低密度脂蛋白及甘油三酯，还可增加高密度脂蛋白。
2. 其所含的维生素 B_2，有益于破损血管的修复，使胆固醇不易沉积，促使血液中的脂肪加速排出。

相宜相克

✔ 带鱼 + 醋 = 去腥补钙

醋能够有效去除带鱼的腥味，且能帮助带鱼中的钙质消化吸收。

✔ 带鱼 + 鸡蛋 = 补充营养

带鱼和鸡蛋中含有丰富的蛋白质和微量元素，同食可以补充营养。

✘ 带鱼 + 柠檬 = 引起中毒

柠檬中含有维生素 C，和带鱼同食易引起中毒反应。

红烧带鱼 促进脂肪排出

材料 净带鱼段 400 克，鸡蛋 1 个。

调料 葱段、姜片、蒜瓣、老抽、白糖、醋、料酒、盐、淀粉各适量。

做法

1 带鱼洗净，用料酒和盐腌渍 20 分钟。

2 鸡蛋碗内打散，带鱼放入碗内，老抽、白糖、料酒、盐、醋、淀粉和清水调成味汁。

3 锅置火上，倒油烧至六成熟，将裹好蛋液的带鱼段下锅煎至两面金色捞出。

4 油锅烧热，爆香姜、蒜，倒调好的味汁，放带鱼段烧开，烧至汤汁浓稠，撒葱段即可。

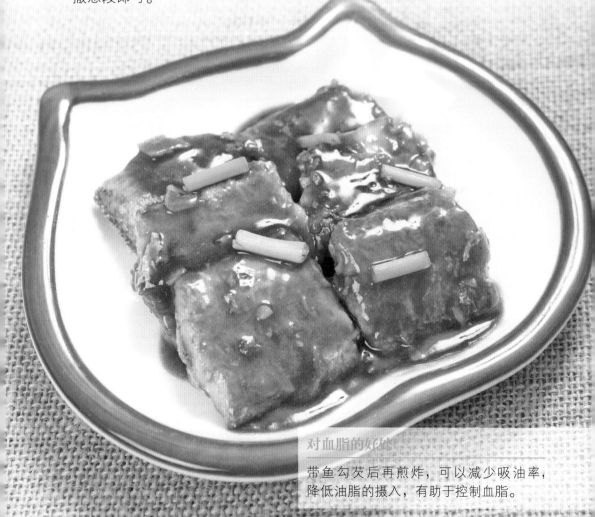

对血脂的好处

带鱼勾芡后再煎炸，可以减少吸油率，降低油脂的摄入，有助于控制血脂。

【干果类】

花生

降低血黏度

性味归经： 性平，味甘，归肺、脾经
最佳食用量： 20~25 克 / 天
最佳食用方法： 生吃、凉拌、炒菜
最佳食用时间： 三餐均可

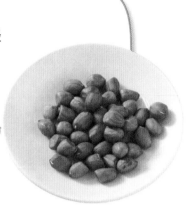

营养成分（每 100 克可食部分）

名称	含量
热量	563 千卡
脂肪	44.3 克
蛋白质	24.8 克
碳水化合物	21.7 克
膳食纤维	5.5 克
铁	2.1 毫克
钾	587 毫克

饮食宜忌

1. 花生炒熟或油炸后，性质热燥，不宜多食。
2. 水煮花生是最佳的烹调方法，具有性味温和、容易消化的特点。

烹调提醒

可以做成醋泡花生。花生脂类含量高、热量大、有油腻感，而醋中的多种有机酸恰是解腻又生香的。

降脂功效一点通

1. 花生中所含的胆碱、卵磷脂，可以提高高密度脂蛋白水平，从而降低血液中的甘油三酯，预防动脉粥样硬化和心脏病。
2. 花生中的脂肪大多数是不饱和脂肪酸，可以降低胆固醇，调节血脂，降低血黏度，保护心血管效果显著。

相宜相克

✓ 花生 + 芹菜 = 降低血脂、血压

花生和芹菜搭配，有助于降低血脂、血压，是血脂异常、高血压和动脉硬化患者的理想食品。

✓ 花生 + 红葡萄酒 = 预防血栓

红葡萄酒中含有阿司匹林的成分，花生中含白藜芦醇，二者同吃能预防血栓形成。

花生菠菜　降低血液中的甘油三酯

材料　熟花生仁 50 克，菠菜 250 克。

调料　蒜末、盐、鸡精、香油各适量。

做法

1 菠菜择洗干净，入沸水中焯 30 秒，捞出，晾凉，沥干水分，切段。

2 取小碗，放入蒜末、盐、鸡精和香油搅匀。

3 取盘，放入菠菜段，淋入调味汁拌匀，撒上花生拌匀即可。

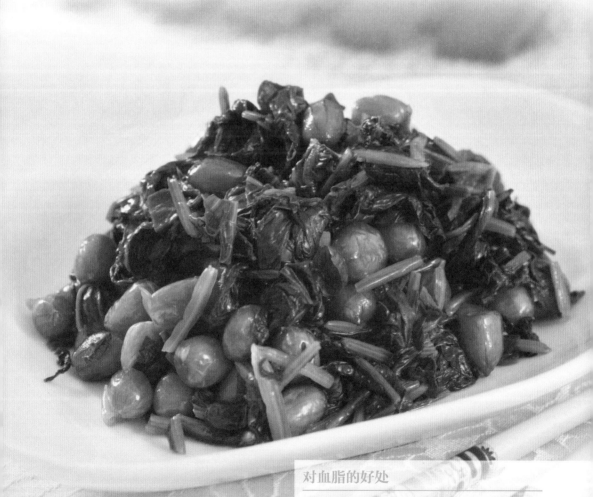

对血脂的好处

凉拌菜减少植物油的用量，用香油提香，口感也不错，常吃这款菜对控制血脂异常有一定疗效。

松子

防癌降脂的健康零食

性味归经： 性温，味甘，归肝、肺、大肠经
最佳食用量： 20 克 / 天
最佳食用方法： 炒菜
最佳食用时间： 中餐、晚餐

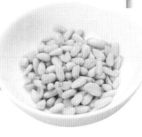

营养成分（每 100 克可食部分）

名称	含量
热量	640 千卡
脂肪	62.6 克
蛋白质	12.6 克
碳水化合物	19.0 克
膳食纤维	12.4 克
磷	620 毫克
镁	567 毫克

饮食宜忌

1. 松子油性比较大，不宜大量进食。
2. 松子有很好的软化血管的作用，是中老年人理想的保健食品。

烹调提醒

1. 存放时间久的松子会产生哈喇味儿，不宜食用。
2. 松子不适合生吃，可先放入锅中炒过，或放进烤箱烤过，再进行烹调。

降脂功效一点通

1. 松子所含的不饱和脂肪酸，不仅可以调节和降低血脂，还可以软化血管和防治动脉粥样硬化。
2. 松子具有抑制血小板凝集和增强抗凝的作用，预防血栓形成，对心血管系统有保护作用。

相宜相克

✓ **松子 + 肉类 = 加强血液循环**

松子与肉类同食不仅能加强血液循环，还能滋润肌肤，具有美颜作用。

✓ **松子 + 芒果 = 防衰老、抗癌**

松子含维生素 E，与含胡萝卜素的芒果搭配食用，有助于防衰老，还可以降低癌症的发生概率。

✗ **松子 + 黄豆 = 阻碍蛋白质的吸收**

含蛋白质的松子与含胰蛋白酶抑制剂的黄豆同食，会阻碍蛋白质的吸收。

松仁玉米　降低血液黏稠度

材料　玉米粒（鲜）400克，松仁100克，红辣椒15克，青椒20克。

调料　葱末、盐、白糖、鸡精、香油、花生油各适量。

做法

1 将青椒、红辣椒洗净，去蒂及籽，切小丁；玉米粒放入沸水中煮至八成熟，捞出沥去水分。

2 炒锅倒油，置中火上烧至温热，放入松仁，炒至淡黄色出锅。

3 炒锅中倒入花生油，用中火烧热，下葱末煸香，放入青红椒粒、玉米粒煸炒至熟，调入盐、鸡精和少许白糖，淋少许香油，出锅装盘，撒上松仁即可。

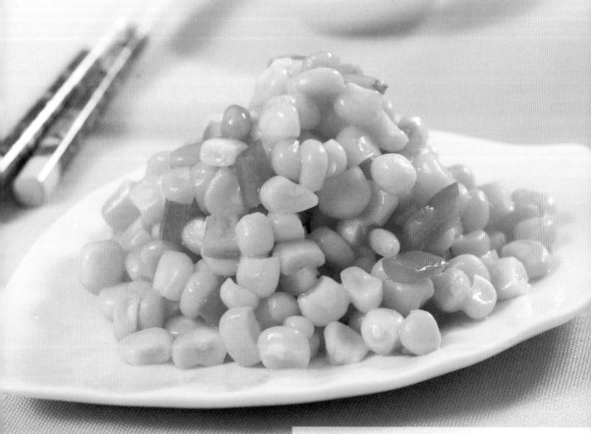

对血脂的好处

此菜有降低胆固醇、防止细胞衰老以及减缓脑功能退化的功效。

核桃

促进脂类代谢

性味归经： 性温，味甘，归肾、肺、大肠经

最佳食用量： 20 克 / 天

最佳食用方法： 生吃、炒菜

最佳食用时间： 三餐均可

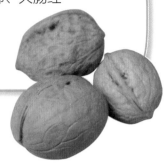

营养成分（每100克可食部分）

名称	含量
热量	627 千卡
脂肪	58.8 克
蛋白质	14.9 克
碳水化合物	19.1 克
膳食纤维	9.5 克
钙	56 毫克
磷	294 毫克
锌	2.17 毫克
锰	3.44 毫克

饮食宜忌

核桃仁含有较多油脂，会影响消化，多食容易导致腹泻。

烹调提醒

核桃仁表面的褐色薄皮含有丰富的营养，食用时不要剥掉这层皮。

降脂功效一点通

1. 核桃含有不饱和脂肪酸，可降低血液中胆固醇和甘油三酯的含量。
2. 核桃能清除附着在血管上的胆固醇，有清洁血液作用。
3. 核桃所含的锌、锰，可使血管保持弹性，促进脂类代谢，预防心血管疾病。

相宜相克

✔ **核桃 + 韭菜 = 补肾壮阳**

核桃与韭菜搭配，可补肾壮阳，适用于腰膝冷痛、阳痿等症状。

✔ **核桃 + 芹菜 = 营养全面**

芹菜富含膳食纤维和维生素，核桃富含植物蛋白和油脂，二者的营养成分可以相互补充，使人体获得更全面的营养，同时还有润发、明目、养血的作用。

核桃鸡丁 降低血液中的甘油三酯

材料 鸡胸肉 200 克，核桃仁 10 克，枸杞 10 克，西蓝花 100 克。

调料 料酒 10 克，盐 3 克，植物油适量。

做法

1 鸡胸肉去皮，洗净，切丁，加少许料酒、盐，拌匀后腌 15 分钟左右；核桃仁炒熟；枸杞洗净；西蓝花洗净，切小朵，用开水焯烫备用。

2 炒锅置火上，倒入植物油烧热，下腌渍后的鸡胸肉炒至变色，放入西蓝花、枸杞子，加盐炒匀，起锅放入核桃仁即可。

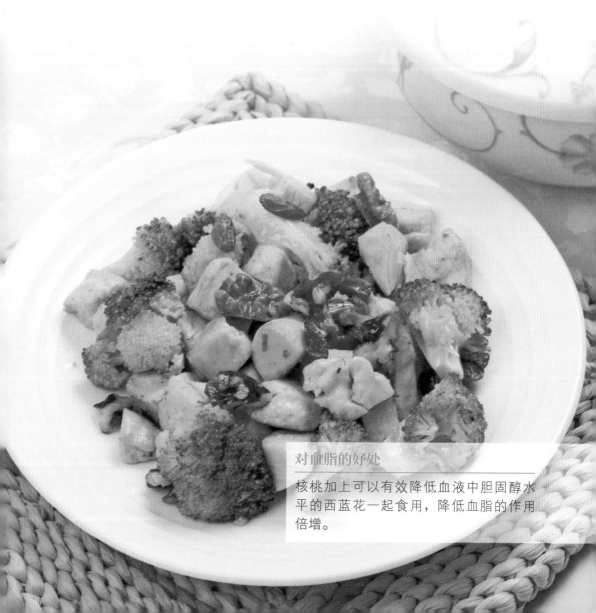

对血脂的好处

核桃加上可以有效降低血液中胆固醇水平的西蓝花一起食用，降低血脂的作用倍增。

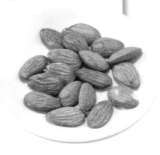

杏仁

改善血液循环

性味归经： 性温，味辛、甘，归肺、大肠经
最佳食用量： 20 克 / 天
最佳食用方法： 生吃、打汁
最佳食用时间： 三餐均可

营养成分（每 100 克可食部分）

名称	含量
热量	627 千卡
脂肪	45.4 克
蛋白质	22.5 克
碳水化合物	23.9 克
膳食纤维	8.0 克
维生素 C	26 毫克
钙	97 毫克

饮食宜忌

1. 杏仁烹调的方法很多，可以做粥、饼、面包，还能搭配其他佐料制成美味菜肴。
2. 杏仁有甜、苦之分，苦杏仁多用于止咳、通便，但有微毒，不可过量食用，用前浸泡 3~4 天再烹制可使毒性挥发。

降脂功效一点通

1. 杏仁含有的单不饱和脂肪酸、黄酮类和多酚类成分，可以有效控制人体内胆固醇的含量。
2. 其所含有的膳食纤维可延缓胆酸和脂肪的结合，减少胆固醇的吸收，降低血脂。

相宜相克

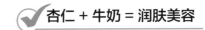

✔ 杏仁 + 牛奶 = 润肤美容

杏仁可与牛奶搭配食用，有加强润肤美容的功效，适合爱美的女性食用。

✗ 杏仁 + 麦片 = 干扰钙质的吸收

杏仁含钙，与含有草酸的麦片同食，会形成人体无法吸收的草酸钙，从而影响人体对钙质的吸收。

草莓杏仁奶 控制体内胆固醇含量

材料 草莓 200 克，杏仁 50 克，牛奶 150 毫升。

做法

1 草莓洗净，切小块；杏仁洗净，切碎。

2 将上述材料和牛奶一起放入果汁机中搅打均匀即可。

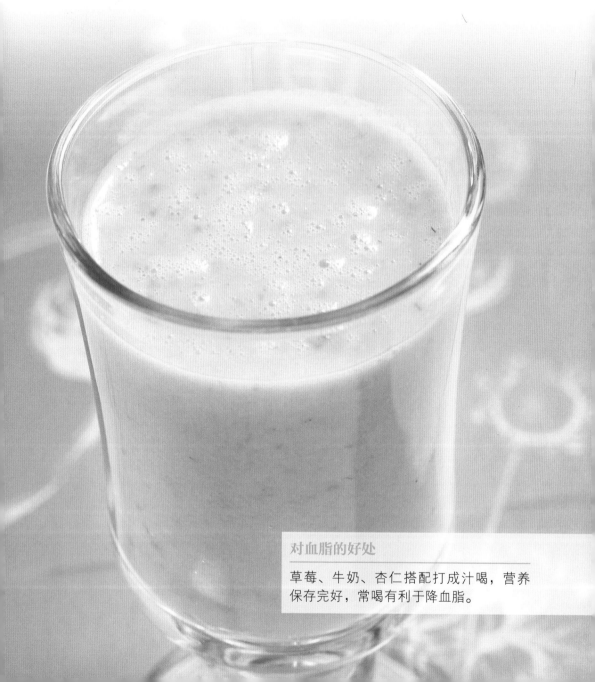

对血脂的好处

草莓、牛奶、杏仁搭配打成汁喝，营养保存完好，常喝有利于降血脂。

板栗

增强血管弹性

性味归经： 性温，味甘，归脾、胃、肾经
最佳食用量： 5个/天
最佳食用方法： 生吃、炒菜、烘培
最佳食用时间： 三餐均可

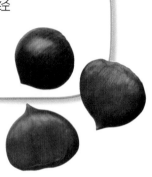

营养成分（每100克可食部分）

名称	含量
热量	212千卡
脂肪	1.5克
蛋白质	4.8克
碳水化合物	46.0克
膳食纤维	1.2克
钙	17毫克
维生素C	24毫克

饮食宜忌

1. 栗子一次不宜吃得过多，不然会出现胃肠饱胀的不适感。
2. 栗子不宜生吃，生吃不易消化。

烹调提醒

烧板栗之前先把它焯水煮个三四分钟，再烧就容易烧透又容易入味了。

降脂功效一点通

1. 板栗中所含的不饱和脂肪酸、维生素及矿物质，能够降低血液胆固醇含量，增强血管弹性。
2. 板栗具有预防高血压、冠心病、动脉硬化及骨质疏松的功效。

相宜相克

✔ 板栗 + 红枣 = 养胃健脑

板栗与红枣同食，具有健脾益气、养胃健脑、补肾强筋的功效。

✔ 板栗 + 玉米 = 促进肠胃蠕动

板栗与富含膳食纤维的玉米一起食用，可促进肠胃蠕动，帮助消化。

✘ 板栗 + 牛肉 = 失去营养价值

板栗如果和牛肉搭配食用，牛肉中含有的矿物质会氧化板栗中的维生素C，从而降低营养价值。

板栗烧鸡 降低血液中胆固醇含量

材料 白条鸡 300 克，板栗肉 100 克。

调料 葱花、姜片、料酒、酱油、白糖、高汤、盐、香油各适量。

做法

1 白条鸡洗净切块，加料酒、盐腌渍；板栗肉洗净晾干。

2 锅内倒油烧热，将鸡块炸金黄捞出；板栗肉炸熟捞出。

3 油锅烧热，爆香姜片，加鸡块、酱油、盐、白糖、高汤烧开，加板栗焖熟烂，淋入香油，撒上葱花即可。

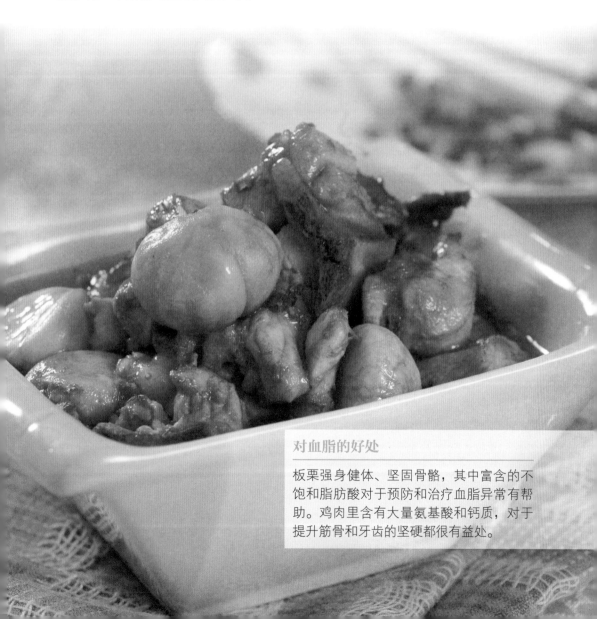

对血脂的好处

板栗强身健体、坚固骨骼，其中富含的不饱和脂肪酸对于预防和治疗血脂异常有帮助。鸡肉里含有大量氨基酸和钙质，对于提升筋骨和牙齿的坚硬都很有益处。

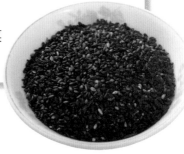

黑芝麻

防血脂异常的黑色食物之宝

性味归经： 性平，味甘，归肝、肾、肺、脾经

最佳食用量： 10 克 / 天

最佳食用方法： 米糊、打汁、做菜

最佳食用时间： 三餐均可

营养成分（每 100 克可食部分）

名称	含量
热量	531 千卡
脂肪	46.1 克
蛋白质	19.1 克
碳水化合物	24.0 克
膳食纤维	14.0 克
钙	780 毫克
磷	516 毫克
铁	22.7 毫克
维生素 E	50.4 毫克

饮食宜忌

芝麻最好碾碎吃，因为芝麻仁外面有一层稍硬的膜，只有把它碾碎，其中的营养素才能被吸收。所以，最好将其研碎后再食用。

降脂功效一点通

1. 黑芝麻含的铁、卵磷脂和维生素 E 是分解、降低血液中胆固醇的重要成分。

2. 黑芝麻含有的亚油酸可降低血脂，芝麻素和芝麻酚具有降低血清胆固醇的作用，芝麻木酚素亦具有抑制小肠吸收胆固醇、阻碍肝脏合成胆固醇的作用。

3. 黑芝麻所含的各种成分协同作用，可有效降低血脂，预防动脉粥样硬化的发生和发展。

相宜相克

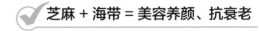

✓ 芝麻 + 海带 = 美容养颜、抗衰老

芝麻富含多种抗氧化成分，如亚麻油酸、维生素 E 等，搭配海带具有美容养颜、抗衰老的功效。

黑芝麻糊　抑制胆固醇吸收

材料　生黑芝麻80克，糯米粉100克。

调料　白糖适量。

做法

1 黑芝麻挑去杂质，炒熟，碾碎；糯米粉加适量清水调匀。

2 碾碎的黑芝麻倒入锅内，加适量水烧开，改为小火，加白糖调味。

3 把糯米粉慢慢淋入锅内，勾芡成浓稠状即可。

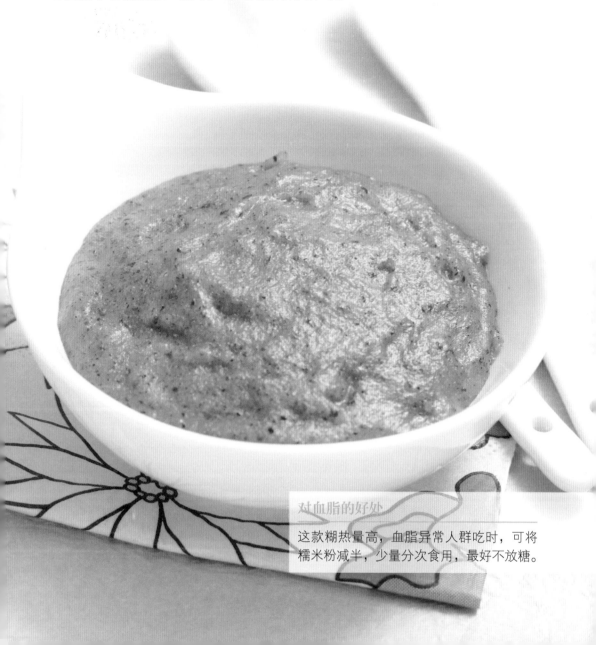

对血脂的好处

这款糊热量高，血脂异常人群吃时，可将糯米粉减半，少量分次食用，最好不放糖。

【其他类】

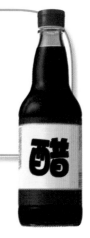

醋

加速胆固醇排出体外的调味剂

性味归经： 性平，味酸、甘，归胃、肝经
最佳食用量： 20~40 克 / 天
最佳食用方法： 炒菜、凉拌
最佳食用时间： 三餐均可

营养成分（每100克可食部分）

名称	含量
热量	31 千卡
脂肪	0.3 克
蛋白质	2.1 克
碳水化合物	4.9 克
膳食纤维	0 克
钾	351 毫克
钠	262.1 毫克

饮食宜忌

1. 烹制排骨、鱼类等食物时，加点醋可以使骨刺软化，促进骨中的矿物质如钙、磷的溶出，丰富营养成分。
2. 空腹时不宜过多摄入食醋，以免损伤胃黏膜。
3. 服用磺胺类药物、抗生素及复方氢氧化铝等碱性药物时不要吃醋。

降脂功效一点通

醋可将体内过多的脂肪转变为体能消耗掉。医学研究表明，只要每天喝20毫升食醋，胆固醇平均会下降9%，中性脂肪减少11%，血黏稠度也会有所下降。

相宜相克

✔ **醋 + 芦荟 = 减肥养颜、降血脂**

芦荟和醋搭配食用，不仅具有杀菌、防腹泻、健肠胃、助消化、防感冒作用，还有降血脂、调节血糖、美容、减肥、延缓衰老等功效。

✘ **醋 + 牛奶 = 导致蛋白质变性**

醋中的醋酸会使牛奶中的蛋白质变性，凝聚成沉淀，不易被消化吸收。

糖醋藕片　加速消化脂肪

材料　莲藕400克，青椒、红椒各80克。

调料　清汤、白糖、白醋、水淀粉、盐、花椒、香油各适量。

做法

1 莲藕去皮，洗净，切薄片，用凉水冲泡一下，捞出，沥干；青椒、红椒洗净切丝。

2 锅置火上，放油烧热，炸香花椒粒，捞出不要，放藕片略炒，烹入白醋，加白糖、盐。

3 然后加清汤，烧至汤汁浓稠时，放入青椒丝、红椒丝翻炒，用水淀粉勾芡，淋香油即可。

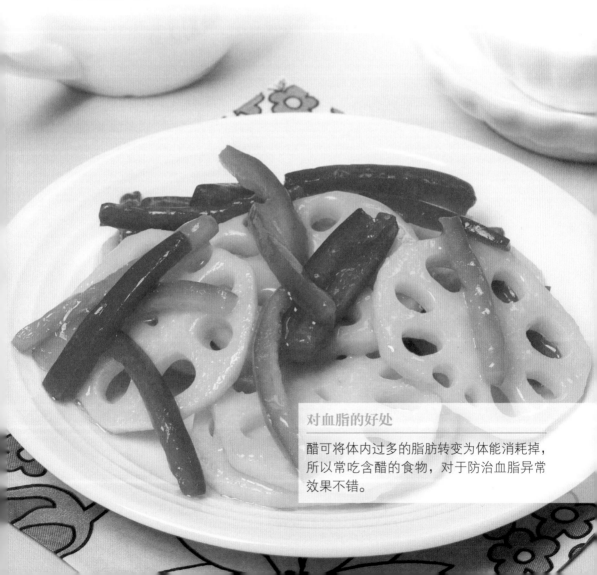

对血脂的好处

醋可将体内过多的脂肪转变为体能消耗掉，所以常吃含醋的食物，对于防治血脂异常效果不错。

牛奶

帮助人体燃烧脂肪

性味归经：性平、微寒，味甘，入心、肺、胃经
最佳食用量：250毫升/天
最佳食用方法：加热饮用
最佳食用时间：早上、晚上

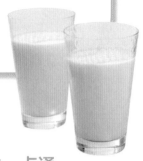

营养成分（每100克可食部分）

名称	含量
热量	54千卡
脂肪	3.2克
蛋白质	3.0克
碳水化合物	3.4克
膳食纤维	0克
钾	109毫克
钙	104毫克

饮食宜忌

1. 不可空腹喝牛奶，喝牛奶前最好吃点东西或者边吃食物边喝，这样可以降低乳糖的浓度，有助于营养的吸收。
2. 牛奶避免和茶水同饮，因为牛奶中乳糖含有丰富的钙离子，而茶叶中的鞣酸会阻碍钙离子的吸收。

降脂功效一点通

1. 牛奶含钙，钙能活化人体内的脂肪消化酶，有助于提高人体消化脂肪和糖类的能力，还能帮助人体燃烧脂肪，促进机体产生更多降解脂肪的酶。
2. 牛奶中特有的乳清酸可降低血液中胆固醇的含量，并可通过提高蛋白质水平和降低心肌张力来保护心脏。

相宜相克

 牛奶 + 木瓜 = 润肠通便

牛奶和木瓜同食不仅营养丰富，还具有清热、润肠、通便的功效。

 牛奶 + 橘子 = 影响牛奶吸收

牛奶中的蛋白质与橘子中的果酸相遇，就会发生凝固，从而影响牛奶的消化与吸收，所以喝完牛奶后不宜吃其他酸性水果。

番茄牛奶　促进降解脂肪酶的产生

材料　番茄 100 克，牛奶 150 毫升。

做法

1 番茄去蒂，洗净，切成小块。

2 将所有材料放入全自动豆浆机中，按下"果蔬汁"键，直至豆浆机提示做好
　后倒入杯中即可。

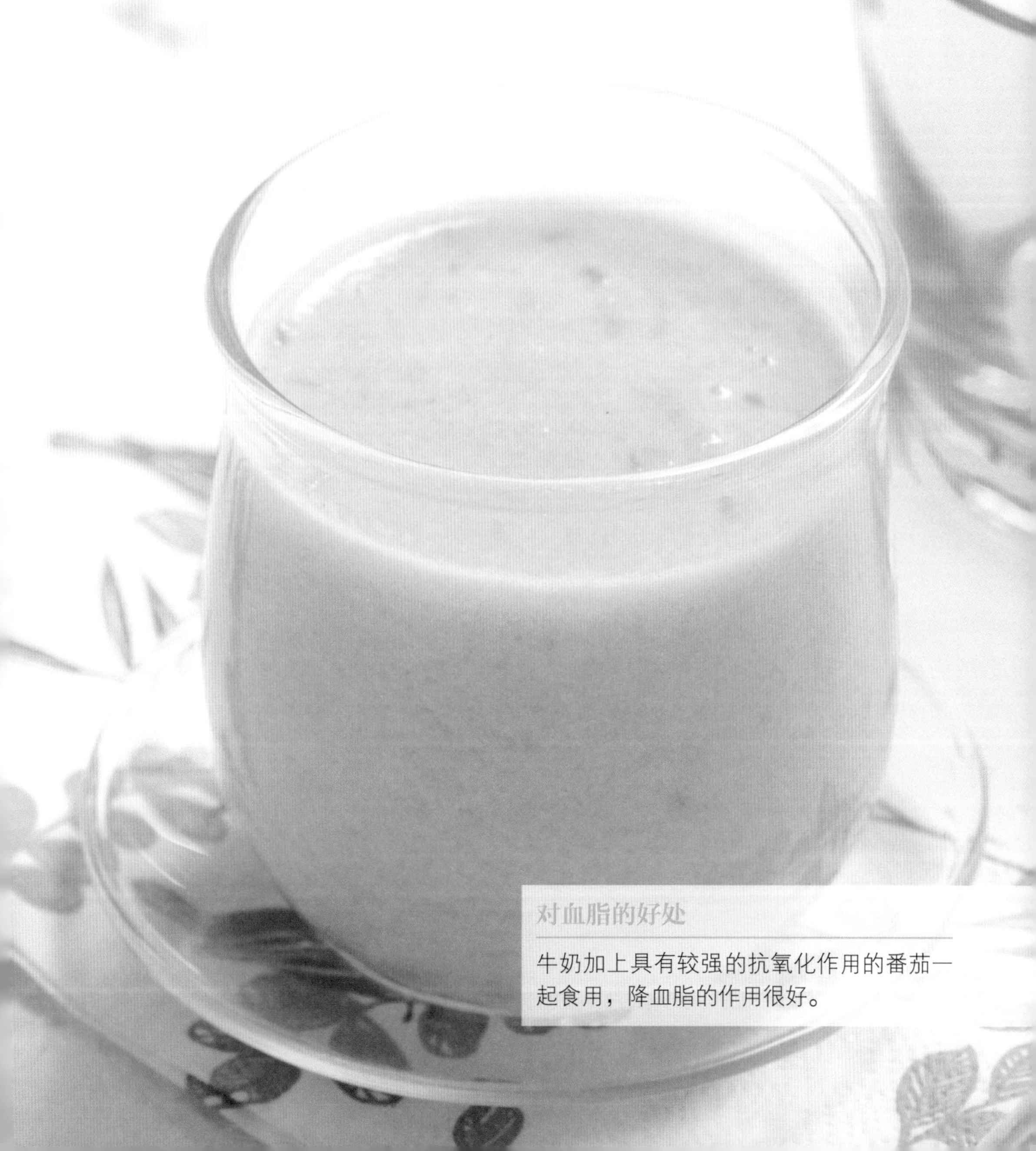

对血脂的好处

牛奶加上具有较强的抗氧化作用的番茄一
起食用，降血脂的作用很好。

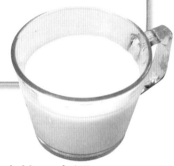

酸奶

加速低密度脂蛋白降解

性味归经： 性平、微寒，味甘，归心、肺、胃经

最佳食用量： 250 毫升 / 天

最佳食用方法： 直接饮用

最佳食用时间： 早晚

营养成分（每 100 克可食部分）

名称	含量
热量	72 千卡
脂肪	2.7 克
蛋白质	2.5 克
碳水化合物	9.3 克
膳食纤维	0 克
钾	150 毫克
钙	118 毫克

饮食宜忌

1. 饮用时，最好不要加热，因酸奶中的有效益生菌在加热后会大量死亡，营养价值降低，味道也会有所改变。
2. 制作酸奶时不要放糖，吃时再放口感更好。

降脂功效一点通

1. 研究表明，多喝酸奶可以促进新陈代谢，还可降脂。
2. 乳酸菌促使酸奶中产生大量的维生素 C，维生素 C 能抑制胆固醇合成酶的活性，干扰胆固醇合成的速率，加速低密度脂蛋白降解。
3. 酸奶中的维生素 C 有抗氧化作用，可对抗自由基，降低脂质氧化导致动脉粥状硬化的危险。

相宜相克

 酸奶 + 苹果 = 改善动脉硬化

酸奶和苹果搭配，会让矿物质和维生素更丰富，还能改善动脉粥样硬化。

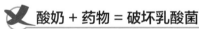 **酸奶 + 药物 = 破坏乳酸菌**

氯霉素、红霉素等抗生素以及磺胺类药物可杀死或破坏酸奶中的乳酸菌，使之失去保健作用。

五谷酸奶豆浆　干扰胆固醇合成的速率

材料　黄豆 50 克，大米 15 克，小米 15 克，小麦仁 15 克，玉米糁 15 克，酸奶 200 毫升。

做法

1 黄豆及小麦仁用清水浸泡 8~12 小时，洗净；大米、小米、玉米糁，淘洗干净，用清水浸泡 2 小时。

2 将上述食材一同倒入全自动豆浆机中，加水至上、下水位线之间，按下"豆浆"键，煮至豆浆机提示豆浆做好，过滤后放凉，加入酸奶搅拌均匀即可。

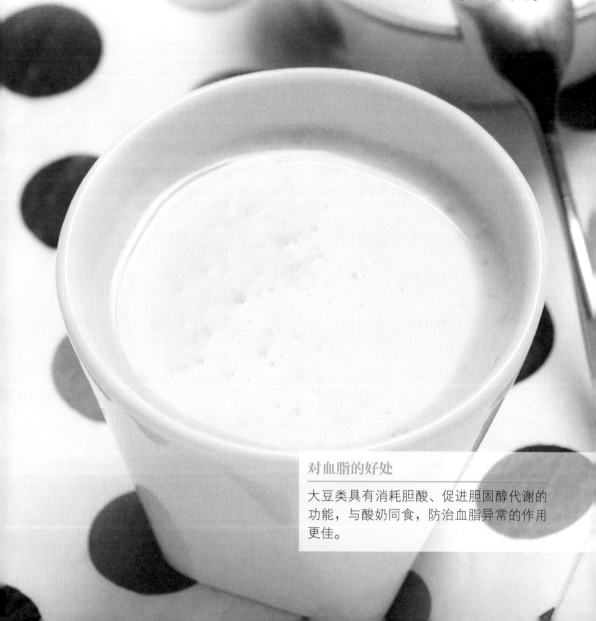

对血脂的好处

大豆类具有消耗胆酸、促进胆固醇代谢的功能，与酸奶同食，防治血脂异常的作用更佳。

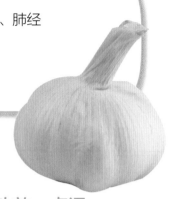

大蒜

抑制胆固醇的形成

性味归经： 性温，味辛，归脾、胃、肺经
最佳食用量： 10~15 克 / 天
最佳食用方法： 生吃、炒菜
最佳食用时间： 三餐均可

营养成分（每100克可食部分）

名称	含量
热量	126 千卡
脂肪	0.2 克
蛋白质	4.5 克
碳水化合物	27.6 克
膳食纤维	1.1 克
钾	302 毫克
磷	117 毫克

饮食宜忌

1. 食用大蒜时，最好捣成蒜泥，与空气接触15分钟以上，会和氧气结合产生大蒜素。
2. 不要空腹或大量食用大蒜，以免刺激胃黏膜，引起损伤。

烹调提醒

蒜素遇热易分解，会降低杀菌功效，因此以生吃为佳，嚼碎杀菌效果更好。

降脂功效一点通

1. 大蒜所含的蒜素及由蒜素转变而成的二烯丙基二硫化物，可降低肝脏中用来促进胆固醇合成的酵素的作用，进而抑制胆固醇的形成。
2. 还具有抗氧化的作用，可预防血管内胆固醇的氧化，有效地防止动脉硬化。

相宜相克

✓ 大蒜 + 醋 = 增强杀菌能力

大蒜在酸性条件下的杀菌能力可以提高4倍，二者同食对痢疾、肠炎效果会更好。

✗ 大蒜 + 芒果 = 胃部不适

芒果味甘酸、性微寒，大蒜温热辛辣，所以二者搭配食用会导致胃部不适，不利于健康。

蒜蓉菠菜　预防血管内胆固醇氧化

材料　菠菜 300 克，大蒜 20 克。

调料　盐 4 克，鸡精、植物油适量。

做法

1 菠菜洗净；大蒜去皮，洗净，剁成末。

2 把菠菜放入加油、盐的沸水中焯烫，捞出，沥干。

3 锅置火上，放油烧热，下蒜蓉煸香，放入菠菜，加盐、鸡精炒至入味即可。

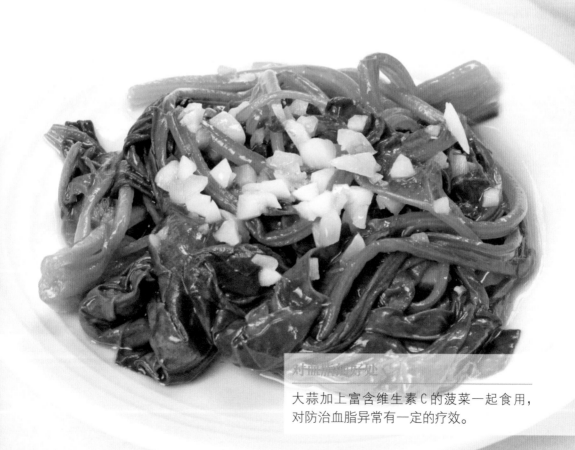

对血脂的好处

大蒜加上富含维生素 C 的菠菜一起食用，对防治血脂异常有一定的疗效。

小偏方将血脂异常拒之门外

山楂荷叶饮
降低体内的"坏胆固醇"

材料 山楂、荷叶、槐花各 20 克。
调料 白糖适量。
做法

1 把所有食材一起放入砂锅中，用中火煎 30 分钟。

2 加入白糖调味即可。

功效解析

山楂含大量维生素 C、黄酮类物质、槲皮苷等，可降低血清胆固醇浓度，有助于血管健康；荷叶中含生物碱、黄酮类物质以及丰富的多糖，具有降血脂等作用。

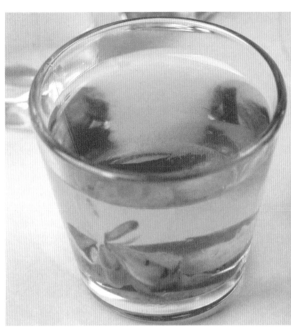

丹参绿茶
改善血液循环

材料 丹参 3 克，绿茶 5 克。
做法

1 将丹参、绿茶一起放入杯中。

2 倒入沸水冲泡约 5 分钟后饮用。

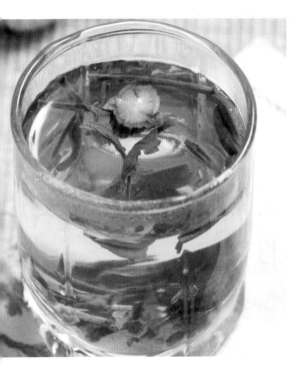

功效解析

丹参含有的丹参酮、丹参素、维生素 E 等有效成分，可以防治血脂异常，抑制血栓形成。

黄芪山药薏米粥
降低总胆固醇含量

材料 薏米、大米各50克，山药、黄芪各30克。

做法

1 薏米、大米各洗净，薏米用水浸泡4小时；山药洗净，去皮，切丁；黄芪洗净。

2 锅置火上，倒入黄芪和清水，中火煮沸后转小火熬煮30分钟，去渣取汁。

3 在黄芪汁中放入薏米，大火煮沸20分钟后加入山药丁、大米，转小火熬煮至米烂粥稠即可。

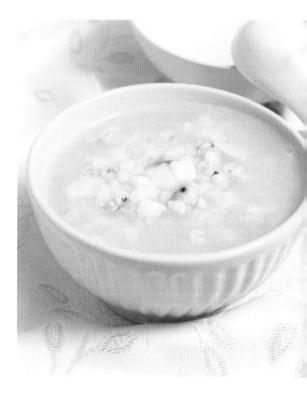

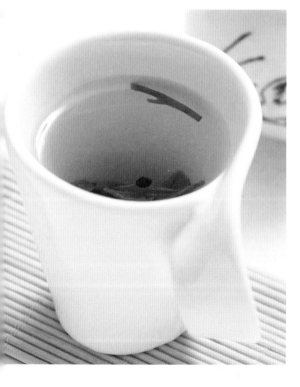

决明子绿茶
抑制胆固醇的吸收

材料 决明子4克，绿茶6克。

做法

1 将决明子用小火炒至香气溢出时取出，晾凉。

2 将炒好的决明子、绿茶同放杯中，用沸水浸泡3～5分钟后即可饮服。

功效解析

决明子中含有芦荟大黄素、大黄素等，这些成分可以促进肠管运动，抑制胆固醇吸收，常饮降脂作用更显著。

荷叶冬瓜盅

降血脂，增强机体免疫力

材料　小冬瓜 500 克，新鲜荷叶 1 张。

调料　香油、盐、胡椒粉各适量。

做法

1 将冬瓜洗净后，沥干水分，切掉一端，呈茶盅状，挖去冬瓜瓤及部分肉，并把冬瓜蒂部削去，口部周围切锯齿纹，口朝上摆放在蒸锅中，再将挖出的冬瓜肉切成小方块备用。

2 将新鲜荷叶洗净后切碎，与冬瓜瓤块一同放入冬瓜盅内，加清水适量，加入盐调味。

3 用大火蒸 25 分钟，将冬瓜蒸熟，使冬瓜、荷叶和调料的味道互相渗透，最后滴入香油，撒上胡椒粉即可关火。

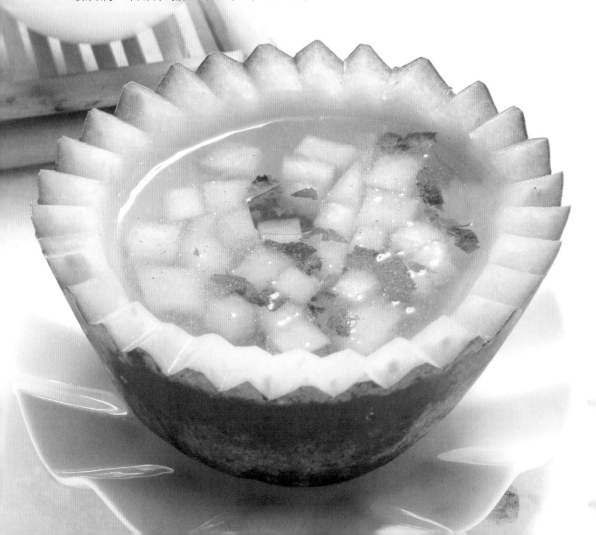

山楂三七饮
降血脂和血液黏度

材料 山楂干品 15 克，三七粉 3 克。
调料 蜂蜜适量。
做法

1 将山楂片放入锅中，加入约 500 毫升清水，大火烧沸，小火煎煮约 15 分钟，加入三七粉拌匀。

2 待茶汤温热后，调入蜂蜜即可饮用。

功效解析

山楂中含有大量黄酮类物质、槲皮苷等，可降低血清胆固醇浓度，而三七中的三七总皂苷可以扩张血管，降低血脂和血液黏度。因此，此茶是调节血脂异常的饮品佳选。

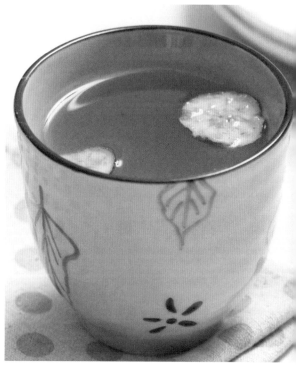

红花炒鸡蛋
防止动脉粥样硬化

材料 红花 6 克，鸡蛋 2 个，适量油。
做法

1 将鸡蛋冲洗，磕入碗中，搅散，红花略冲洗，放入搅开的鸡蛋液中，拌匀。

2 不锈钢炒锅置火上，放适量油烧热后，倒入红花鸡蛋液，炒熟即可，不用加盐。

功效解析

红花具有降血脂和血清胆固醇和防止动脉粥样硬化的作用，所以这款菜适合高脂血症患者食用。

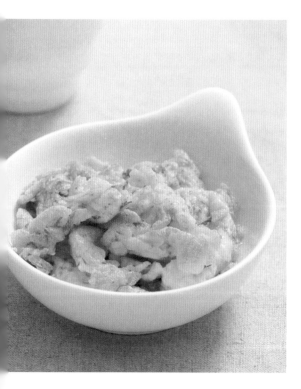

茵陈车前草茶
降低血清胆固醇

材料　茵陈 10 克，车前草 12 克。

做法

1　将茵陈和车前草用清水洗一下。

2　然后把两种食材和适量水放砂锅中用中火煎 30 分钟，代茶饮，每天 1 剂，每天煎服 2 次，连服 2 周。

功效解析

茵陈中所含的香豆素类有降脂活性，可降低血清胆固醇，使主动脉硬化减轻；车前草有利水、清热、明目、祛痰的功效，此茶可用于防治血脂异常。

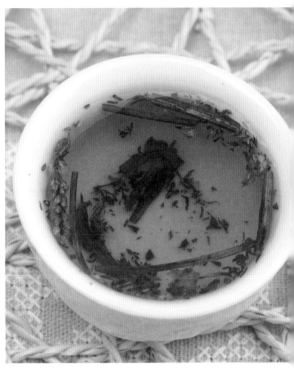

灵芝茶
提高高密度脂蛋白含量

材料　灵芝干品 3~5 片。

做法

1　把灵芝片剪成碎块，放入茶杯内。

2　倒入沸水，盖盖子闷 10 分钟饮用，可以代茶饮。

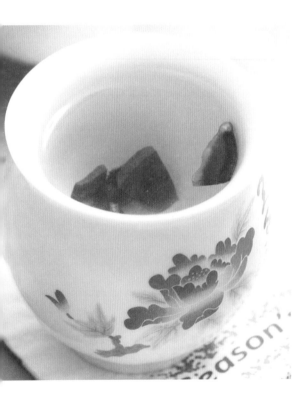

功效解析

灵芝含有灵芝多糖，能提高血中高密度脂蛋白含量，进而把低密度胆固醇排出体外，适合想要防治血脂异常的人群食用。

白果蒸蛋
降血脂的佳品

材料 白果仁 15 克，鸡蛋 1 个。

配料 盐适量。

做法

1 白果仁去除胚芽，放入滚水中煮至熟软，捞起备用。鸡蛋打入碗中打匀，加入适量水，再加盐继续打匀，盛入蒸碗中加入煮好的白果备用。

2 蒸锅中倒入半锅水烧热，放入盛有白果蛋汁的蒸碗，隔水蒸 8~10 分钟，在锅内水将滚时，搅拌一下蛋汁，使白果浮出蛋面，继续蒸至蛋汁凝固即可。

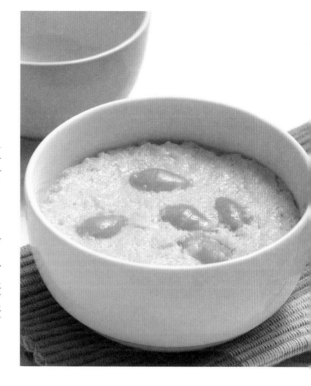

竹笋虎杖粥
降低血清胆固醇

材料 竹笋 100 克，粳米 100 克，虎杖 30 克。

调料 香油、盐各适量。

做法

1 虎杖加适量清水，用中火熬 10 分钟，过滤出虎杖，虎杖水备用。

2 把竹笋剥壳，去老头，洗净后放到沸水里焯沸，捞出后切碎。

3 粳米淘洗干净后入锅，放虎杖水适量，煮到米快熟时，加入笋煮沸，调入香油、盐即可。

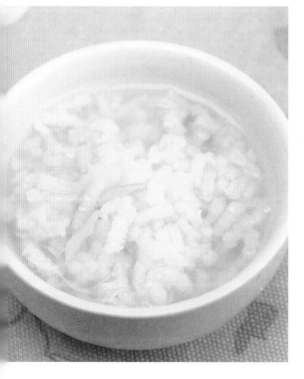

何首乌降脂茶
减少胆固醇吸收

材料　丹参 20 克，何首乌、葛根、槲寄生、黄精各 10 克，甘草 6 克。

做法

1 上药一起研为粗末，放入茶杯中。
2 用适量沸水冲入浸泡，盖闷约 20 分钟。频频饮用，于 1 日内饮尽。

功效解析

何首乌含有大黄酚类成分，可以降血脂；丹参含有丹参酮及丹参醇、丹参素等，具有扩张冠状动脉和降低血小板凝聚等作用。

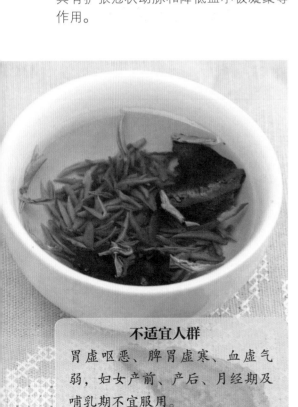

不适宜人群

胃虚呕恶、脾胃虚寒、血虚气弱，妇女产前、产后、月经期及哺乳期不宜服用。

大黄绿茶
减少脂肪的吸收

材料　大黄 5 克，绿茶 5 克。
调料　醋适量。

做法

1 大黄片加醋蘸匀，微火炒至稍变色即可。
2 用时再将大黄、绿茶加开水浸泡 5 分钟，温时分 3 次服饮。

功效解析

大黄含有大黄酚、鞣质、钙等，能使凝血时间缩短，降低毛细血管通透性，有降低血脂的作用。

乌梅泽泻茶
减少脂质沉积

材料 乌梅2粒，泽泻、草决明各3克，何首乌、陈皮各2克。

做法

1 将上述药材洗净，放入杯子中。

2 冲入热开水，闷泡20分钟后即可饮用。

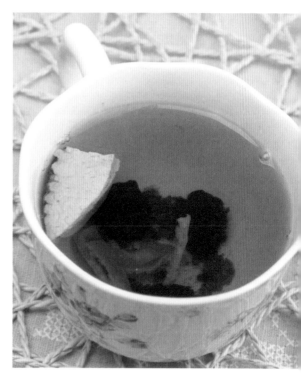

功效解析

泽泻中含有的泽泻醇A及泽泻醇C能减少肝脏和动脉内的脂质沉积，防治血脂异常效果不错。

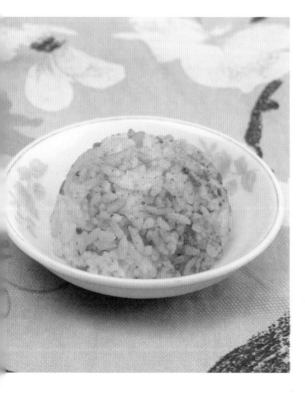

姜黄饭
抑制脂肪酸的合成

材料 长米100克，香茅4根，姜黄粉5克。

调料 椰浆、丁香、色拉油、蒜片、盐各适量。

做法

1 长米洗净，泡水30分钟，沥干；香茅剥去外壳，取根部拍扁，备用。

2 锅置于火上，倒入色拉油，放入蒜片、丁香、香茅、姜黄粉、盐略炒。

3 放入沥干的长米，以小火炒3分钟，盛入电子锅内，再加入水和椰浆，煮熟即可。

丹参红花粥
改善血液循环

材料　粳米 150 克。

调料　丹参 10 克，红花 6 克，白砂糖 5 克。

做法

1　将丹参润透，切成薄片；红花洗净，去杂质；粳米淘洗干净。

2　将粳米与丹参、红花一同置于锅内，加入 800 毫升清水；先用大火煮沸，再改用小火慢煮 35 分钟，最后加入白砂糖即可。

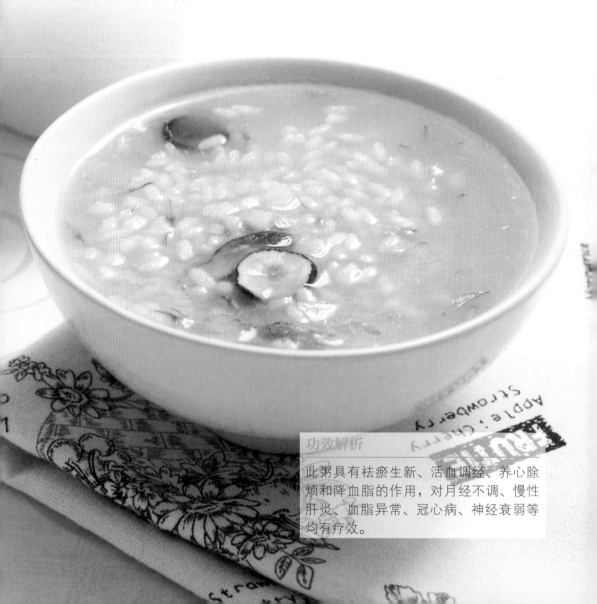

功效解析

此粥具有祛瘀生新、活血调经、养心除烦和降血脂的作用，对月经不调、慢性肝炎、血脂异常、冠心病、神经衰弱等均有疗效。

香菇玉米粥
降血脂，防治动脉硬化

材料 大米 100 克，猪肉 30 克，玉米粒 50 克，干香菇 10 克。

调料 盐、鸡精各适量。

做法

1 猪肉洗净，切粒；干香菇泡发，洗净，去蒂，切丁；玉米粒洗净；大米洗净，浸泡 30 分钟。

2 锅置火上，倒适量清水烧开，将大米、玉米粒倒入锅中煮开，转小火煮 20 分钟，放入猪肉粒、香菇丁继续煮 10 分钟至粥黏稠，再加入盐、鸡精调味即可。

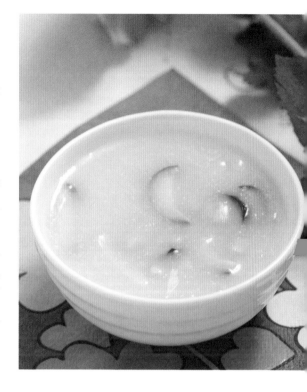

糖醋蒜汁
预防血栓形成

材料 大蒜瓣 500 克。

调料 糖、醋各适量。

做法

1 将大蒜瓣洗净晾干，浸泡在加有糖的陈醋中，淹没大蒜。

2 浸泡 1 个月以上，每天早上吃 12 瓣，饮糖醋汁 20 毫升，连服 1 个月。

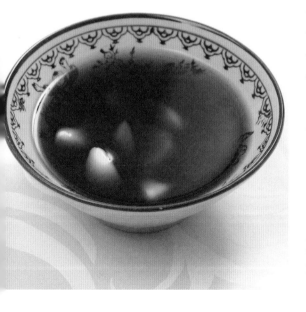

功效解析

大蒜中的蒜辣素及硫化物对血脂异常有明显的防治作用。

营养餐单，28天还您平稳血脂

第1周：限制热量，维持体重是关键

	星期一	星期二	星期三	
早餐	全麦面包 牛奶 拌芹菜腐竹	麻酱卷 豆浆 拌莴笋豆腐丝	芝麻饼 蒸蛋羹 酸奶 拌彩椒丝	
加餐	柚子	葡萄	橙子	
午餐	二米饭 清蒸鲈鱼 蒜蓉西蓝花 紫菜汤	南瓜饭 冬瓜汆羊肉丸子 白灼菜心	牛肉胡萝卜饺子 蒜蓉生菜 拌苦瓜	
加餐	苹果	梨	香蕉	
晚餐	玉米面发糕 红枣紫米粥 鸡蓉豆腐	馒头 小米山药粥 拌海带丝 拌紫甘蓝丝	荞麦馒头 绿豆粥 黄瓜虾仁 香菇白菜豆腐	

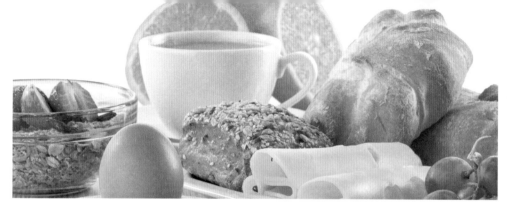

	星期四	星期五	星期六	星期日
	白面包 牛奶 拌生菜	豆沙包 燕麦片粥 拌胡萝卜海带丝	银丝卷 豆腐脑 拌木耳黄瓜	枣糕 牛奶 拌土豆丝
	圣女果	草莓	火龙果	苹果
	豆饭 鲜蘑菠菜 百合芦笋汤	鸡蛋茴香包子 什锦菜花 虾皮汤 100 克	莜麦面条 鲫鱼豆腐汤 白灼芥蓝	米饭 肉末番茄炒茄子 蒜蓉蒿子秆
	橘子	酸奶	哈密瓜	柿子
	玉米面窝头 紫薯薏米粥 白萝卜炖鸭块 麻酱油麦菜	紫米馒头 南瓜粥 拌芹菜香干	花卷 枸杞银耳粥 拌小萝卜	烙饼 红豆粥 清炒莴笋 拌豆腐

注：本周低热能的食谱热量为 1 600 千卡 / 日，要严格限制炒菜用油、用糖的量；适量增加膳食纤维的摄入量，以减少食物在体内停留的时间，加快排出速度。

第2周：严格控制胆固醇的摄入量

	星期一	星期二	星期三	
早餐	花卷 豆浆 番茄	烙饼 豆浆 拌白菜心	馒头 豆腐脑	
加餐	无花果	李子	山楂	
午餐	米饭 肉炒圆白菜 小白菜汤	花卷 葱烧海带 菠菜汤	米饭 芹菜烧胡萝卜 番茄汤	
加餐	榛子	石榴	梨	
晚餐	发糕 鸡丝炒青椒 素炒菠菜	米饭 清蒸鱼 清炒茼蒿	馄饨 炒生菜 炒三丁	

星期四	星期五	星期六	星期日
馒头 豆浆 凉拌土豆丝	花卷 豆浆 炒杂菜	馒头 绿豆粥 番茄	馒头 牛奶 火腿拌黄瓜
樱桃	猕猴桃	柚子	草莓
米饭 炒芥蓝 百合芦笋汤	米饭 清蒸鱼 炒西蓝花	米饭 清炒木耳菜 紫菜火腿汤	米饭 韭菜炒春笋 紫菜虾皮汤
橘子	杏	西瓜	苹果
玉米粥 烧双笋 兔肉烧土豆	过水面 醋烹豆芽 豆腐干炒鸡丁	米饭 炒南瓜丝 豆腐萝卜汤	米饭 炒芹菜 蘑菇豆腐汤

注：减少动物脂肪、热量、高胆固醇食物的摄入；降低胆固醇在体内合成的速度；增加膳食纤维量；补充钾、钙等矿物质，以加强细胞代谢，有利于降低胆固醇。

第 3 周：少一点饱和脂肪酸

	星期一	星期二	星期三	
早餐	鲜豆浆米饭 茶叶蛋	红豆饭 炒洋葱 拌豆芽 瓜片汤	奶香燕麦粥 咸面包 拌苋菜	
加餐	白瓜子	橘子	菠萝	
午餐	馒头 冬瓜肉丸汤 蒜泥海带 炒菠菜	米饭 大白菜烧香菇 虾皮紫菜汤	荞麦饭 肉丝炒萝卜 虾仁油菜汤	
加餐	开心果	杨桃	松子	
晚餐	红豆饭 炒洋葱 拌豆芽 瓜片汤	花卷 雪里蕻烧豆腐 素炒茼蒿	烧饼 熘豆腐 炒素什锦	

	星期四	星期五	星期六	星期日
	鲜牛奶 花卷 拌白菜心	馒头 豆腐脑 洋葱拌豆芽	花卷 番茄菜花 鱼香莴笋	豆浆 素包子 小番茄
	梨	酸奶	火龙果	脱脂酸奶
	米饭 素炒菠菜 番茄汤	紫米饭 清炖平鱼 拌油麦菜	二米饭 清蒸草鱼 拌生菜	燕麦饭 肉烧空心菜 丝瓜烧鲜蘑
	橘子	香蕉	柚子	木瓜
	玉米粥 烧双笋 兔肉烧土豆	花卷 番茄菜花 鱼香莴笋	发糕 西芹百合 炝扁豆丝	花卷 盐水煮毛豆 清炒油菜

注：本周每人每天用油量不超过 20 克，少用动物性食品，忌用炸、煎等烹调方法。此周菜谱适合肝、胆、胰疾病及血脂异常患者。

第 4 周：保证每天膳食纤维含量足够

	星期一	星期二	星期三	
早餐	馒头 清炒蒜薹 牛奶	全麦面包 豆浆 圣女果	玉米面窝头 牛奶燕麦片粥 拌黄瓜	
加餐	豆浆	葡萄	柚子	
午餐	米饭 香菇烧青菜 油菜豆腐汤	荞麦饭 葱爆羊肉 冬瓜汤	高粱米饭 烧茄子 炖排骨	
加餐	猕猴桃	香蕉	草莓	
晚餐	玉米面发糕 大米粥 蘑菇烧肉	凉拌魔芋 馄饨 白菜炖豆腐 拌海带	烧饼 黑米粥 鲜蘑烧芹菜	

星期四	星期五	星期六	星期日
鲜豆浆 馒头片 拌茄泥	馒头 牛奶 白菜心拌海米	鲜牛奶 饭团 拌紫甘蓝	无糖酸奶 咸面包 蔬菜沙拉
番石榴	红枣	花生米	葡萄
米饭 青椒炒肉 小白菜豆腐汤	热汤面 肉炒茼蒿	过水面 炒鲜蘑 肉末海带	馒头 西芹百合 南瓜炖牛肉
梨	酸奶	苹果	西瓜
花卷 炒三丝 紫菜海米汤	烙饼 薏米粥 海带烧冬瓜	米饭 鸡丁炒青椒 芹菜拌豆芽	米饭 豆干炒苦瓜 醋熘土豆丝

注：本周保证足够的膳食纤维，可以防治脂肪沉积在血管壁上，控制血脂异常效果显著。

专题

少吃这些食物，血脂不升高

油条

脂肪含量高，增加血脂浓度

油条的热量和脂肪含量较高，且含有致癌物质，血脂异常患者吃多了，会增加脂肪的摄入量，升高血脂浓度。

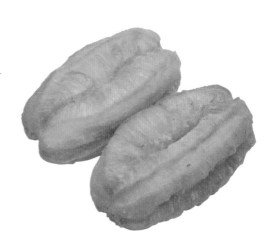

油饼

热量和脂肪含量高

油饼和油条一样，属于高热量、高脂肪食品，多食会导致摄入过量的热量和脂肪，不利于防治血脂异常。

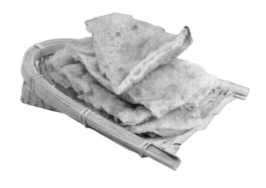

方便面

高热量、高脂肪，容易导致血脂异常

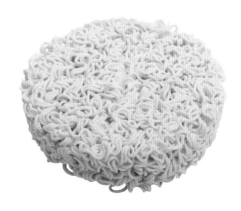

方便面经过油炸，脂肪含量和热量较高，且有添加剂等成分，血脂异常人群吃多了，会增加脂肪的摄入量，不利于营养的均衡，且添加的防腐剂和盐分，会加重血脂异常。

香肠

高胆固醇和脂肪，影响血脂平稳

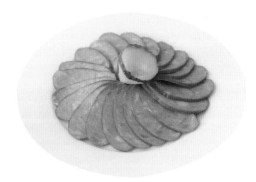

香肠中含有极高的热量，且含有大量的胆固醇和脂肪，并且含有亚硝酸盐，不利于人体健康。

猪肝

胆固醇含量高，易引起血脂升高

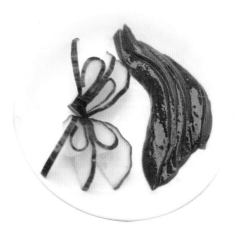

猪肝含有极高的胆固醇，多食容易造成血液内胆固醇含量上升，不利于血脂异常人群的健康。

荔枝

热量高，不利于降血脂

荔枝含有丰富的糖分，且热量较高，多食易造成体内热量和糖分的堆积，不利于血脂异常人群的健康。

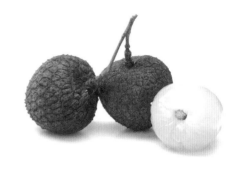

桂圆

容易上火，不利于血脂平稳

桂圆中含有丰富的糖分，热量较高，多食易造成体内热量和糖分的堆积。且桂圆性温热，多食易上火，不利于血脂异常人群的健康。

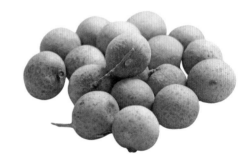

榴莲

脂肪含量较高，使热量在体内堆积

榴莲热量、脂肪含量较高，且含有丰富的碳水化合物，多食易摄取过多的热量，使热量在体内堆积，不利于血脂异常人群的健康。

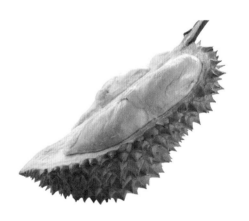

酸菜

维生素 C 被破坏，影响血脂平稳

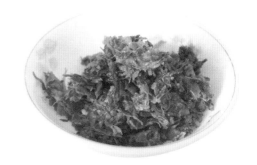

酸菜在腌制过程中，大量维生素 C 被破坏，不利于血脂的降低，且酸菜中的亚硝酸盐对身体有损害。

菱角

糖分过多，不利于平稳血脂

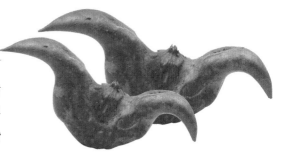

菱角中含有大量淀粉，淀粉在体内会转化为葡萄糖，多食则容易摄取过多的热量，造成糖分堆积，不利于血脂的降低。

虾

胆固醇含量高

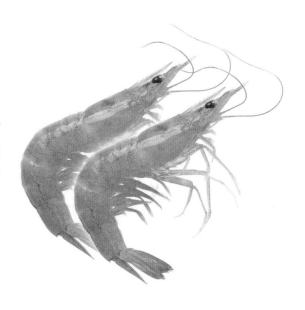

虾中含有丰富的营养，但是其含有很高的胆固醇，多食会增加血液中胆固醇的含量，不利于血脂异常人群的健康。

胖头鱼

胆固醇含量较高

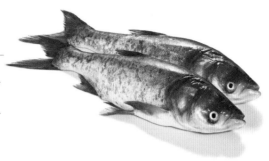

胖头鱼中含有很高的胆固醇，多食会增加血液中胆固醇的含量，不利于血脂异常人群的健康。

啤酒

影响血液循环

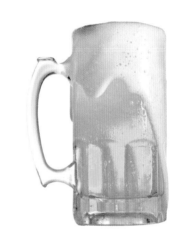

啤酒中的酒精会导致血压升高，影响血液循环，导致血脂异常。

碳酸饮料

大量甜味剂能使血脂升高

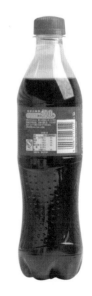

碳酸饮料释放出的二氧化碳很容易引起腹胀，并会影响食欲，甚至造成肠胃功能紊乱。其中含有大量的甜味剂，长期饮用，会导致血糖、血脂升高，加重肝肾负担。

咖啡

能增加体内胆固醇含量

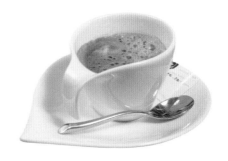

咖啡中含有咖啡因，可增加体内的胆固醇含量，容易造成兴奋，可导致高血压。此外，咖啡因对心血管系统还有强烈的刺激作用。

薯片

脂肪含量高

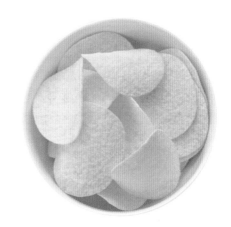

薯片是一种油炸零食，热量很高，脂肪含量很高，钠含量较高，这些对控制血脂都是非常不利的，因此血脂异常人群要少吃薯片。

猪油

胆固醇含量较高

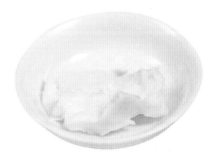

猪油一向是血脂异常最忌的食物，因为动物性油含有较多的饱和脂肪酸和胆固醇，因此，想要防治血脂异常一定要尽量少食用。

第二招

运动

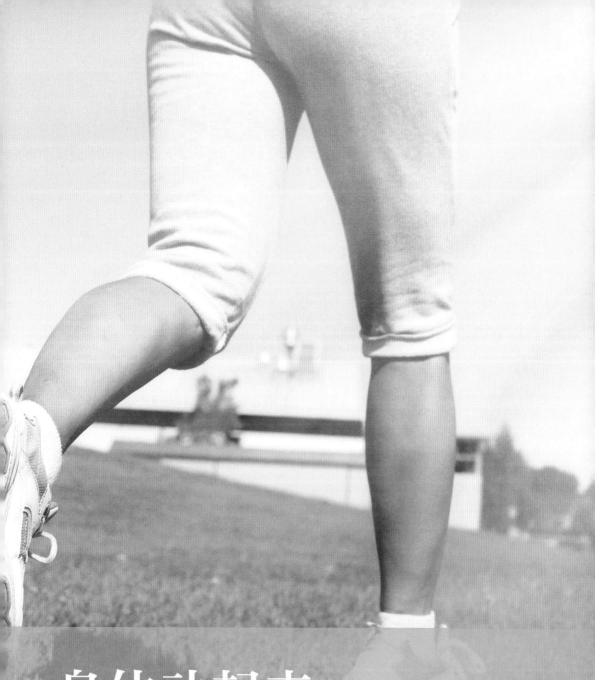

身体动起来，
降脂更轻松

运动降脂，原则记心中

为了达到安全有效的运动降脂目的，人们在运动锻炼时应铭记以下运动原则。

不多不少运动刚好

运动量不适当，则可能达不到预期的效果，或容易发生意外情况。通常以运动后的心率水平来衡量运动量的大小。适宜的运动强度一般是运动后的心率控制在个人最大心率（最大心率 =220 - 年龄）的 60% ~ 70%。

选择最佳的运动方式

有氧运动是最适合防治血脂异常的运动方式，如散步、慢跑、游泳、跳绳、健身操、太极拳、骑自行车等。有氧运动能降低低密度脂蛋白含量，升高高密度脂蛋白含量，有利于预防动脉粥样硬化的发生和发展。

运动时间控制在 30~40 分钟为宜

每次的运动时间应控制在 30 ~ 40 分钟，并且应在运动开始之前，先进行 5 ~ 10 分钟的预备活动，使脉搏缓慢升至适宜范围，然后开始运动 20 ~ 30 分钟。为避免立即停止运动后出现心脏缺血或自主神经不平衡等症状，人们在运动终止前要有 5 ~ 10 分钟的减速期。

运动频率因人而异

对于体质较强壮的中青年人，可以安排每周运动 3 次或隔日 1 次，每次持续 40 ~ 60 分钟，同时可以选择运动量较大的项目，如游泳、跳绳、中快速跑等；对于体质虚弱的老年人来说，由于机体代谢水平降低，运动疲劳后可能需要很长时间才能恢复，因此老年人的运动频率可视情况调整，最好选择运动量较小的项目，如散步、健身操、慢跑等，每周 4 ~ 5 次，每次持续 20 ~ 30 分钟。

选择最佳的运动时间

　　大多数人都认为清晨和傍晚是运动的最佳时机，但研究表明，日出前和傍晚为污染高峰期，最合适的运动时间为上午 10 点左右、下午 3 点左右以及吃过晚饭的 2 个小时以后。中青年受工作、家务等客观因素的影响，运动可以安排在晚饭后进行。老年人时间比较充裕，在上下午或者晚饭后均可。

适宜的运动场地

　　人们在运动时最好选择有树木、绿地或水边的地方，这些地方空气清新，负氧离子多，有益于身心健康，是运动锻炼的最好场所。

做健身运动时需要注意的事项

1　注意自身感受，若出现严重的呼吸困难、胸闷、头晕目眩、面色苍白等现象，必须马上停止运动，卧床休息。
2　正常的人应保持中等强度运动量，即每天达到慢跑 3 ~ 5 公里的运动量。合并有轻度高血压、肥胖、糖尿病和无症状性冠心病的人应自行掌握运动量，以锻炼时不发生明显的身体不适为宜，必要时可在医生的指导下进行。
3　运动要持之以恒，贵在坚持。

饭前快步走，不为血脂发愁

　　运动后身体进入恢复阶段，身体就会从血液中摄取脂肪来补充脂肪存储库，进而达到血脂下降的目的。在每次进餐前，上一顿的食物基本上都消耗掉了，而此时进行快步走所消耗的能量，大部分来自血液中的脂肪。如果运动量大，身体就需要动用体内原来储存的脂肪，为运动提供足够能量。因此，餐前短时间快步行走对降血脂的作用既直接又快速。

具体方法

1. 快步走即 120~140 步 / 分钟（5~7 千米 / 小时）。这样，心率才能达到最大心率（170 减去年龄）的 70%，满足中小运动强度要求，才可对心肺起到良好刺激，达到应有的降脂效果。
2. 1 天快走至少 20 分钟。以每天快走 30 分钟，每周走 3~4 次为宜。
3. 快步走时，要昂首挺胸，眼视前方，双肩放松，直腰收腹，走路时要脚跟先着地，通过脚跟过渡到全脚掌，然后至脚尖蹬地，然后在迈另一只脚向前。

注意事项

　　快步行走，要控制好速度，一般保持在 10 公里 / 小时为宜，时间最好控制在 20~30 分钟最佳。

　　如果低血糖或者糖尿病患者，在快步行走前，最好先吃点东西，或者在快步行走过程中补充适量糖分，避免空腹快步行走可能出现的低血糖休克。

　　虽然餐前快步行走对降血脂有好处，但最好在餐前 2 小时进行，因为这时胃内的食物基本排空，心脏的负担也减轻了，且餐前 2 小时运动，可以避免因为饱餐后运动造成胃下垂及肠套叠情况的出现。

　　快步走的地点要选择在公园、林间小路、河旁等环境清静、空气新鲜的地段。

快走的基本姿势

肩和胸 抬头挺胸，直视前方。肩膀打开，双臂自然下垂。这样有助于上身舒展，双臂放松。

双臂 你的手臂应该弯成90度，前后摆动，并且要紧贴身体两侧。手的姿势自然即可，就像手心里握着一只蝴蝶，你既不想让它跑了，又不想让它闷死。

腹部 收腹。这样可以让你感觉更高、更稳、更直。同时，这样也有助于消腹平肚。

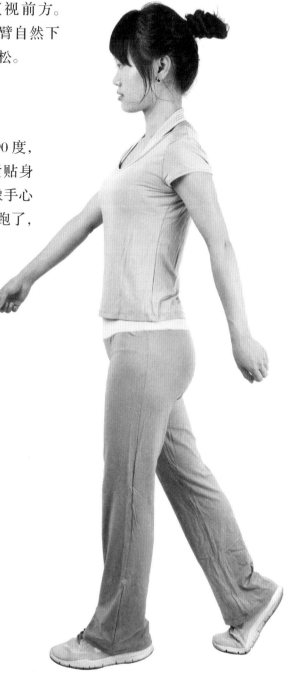

慢跑预防动脉硬化

　　慢跑简单易行，健身效果显著，不仅能降低血脂，而且可以防治高血压、冠心病、肥胖症、神经衰弱、关节炎等病症。对于脑力劳动者来说，慢跑是身心舒缓的极好方式，不仅可以将体重控制在一定范围内，防止肥胖，同时又能锻炼下肢肌肉，安全地、最大限度地增强心肺功能，还可以消除长时间用脑所带来的疲劳感，增强身体素质。

具体方法

1. 初跑者，以 50 米 / 分钟开始，每次不少于 10 分钟（每增加一级运动量，都要先适应 1 ~ 2 周的时间）。每周至少跑 3 次以上，不然达不到预期的效果。
2. 进行 1 ~ 2 周后，将速度增加至 100 ~ 150 米 / 分钟，每次不少于 30 分钟。
3. 慢跑过程中将脉搏维持在每分钟 170 或 180 次减去年龄的范围内。例如，60 岁的人慢跑心率在每分钟 180-60=120 次。高血脂合并高血压等慢性病患者，特别注意不可快跑，跑步的距离也可短些。

注意事项

　　慢跑无论什么时候开始，都有效果。需量力而行，循序渐进，开始时距离不能太长，速度更不能太快，急于求成往往是欲速则不达。

　　慢跑后略有疲劳感是正常的。如果经过一夜休息后，仍感四肢乏力、精神不振，说明运动量过大，需及时减少运动量，甚至休息。

　　应选择平坦的路面，不要穿皮鞋和塑料底鞋，如果在柏油路或水泥路面上跑，最好穿厚底胶鞋。

　　在公路上，应注意安全，尽量选择人行道。慢跑中也可交叉进行散步，跑步完成后可缓步慢行，或做肢体活动、体操等。

　　老年人、心脏功能有明显损害、体质较差者，需要在医生指导下进行，并且运动时身边必须有家属陪伴。

　　宜选在安静、空气清新的公园。

慢跑的基本姿势

头　保持正直。头部保持正直，眼睛看向正前方。

呼吸　呼吸深长、不憋气。呼吸频率可以选择两步一吸，两步一呼。

双手　微握拳。双手微握拳，手臂保持放松，自然弯曲在腰线以上，两个手臂前后交替摆动。

脚　中间部分接触地面。先用脚的中间部分接触地面，落地要轻。

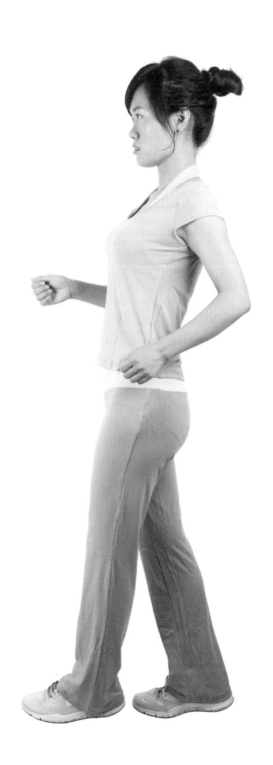

每天散步30分钟降脂作用佳

　　散步简便易行，能缓解大脑的紧张状态，促进血液循环，改善心肺功能，提高摄氧能力，还可促使低密度脂蛋白胆固醇减少，高密度脂蛋白胆固醇增加，起到降低血脂的作用。

具体方法

1. 每次散步30分钟，或每日至少走3公里，并以轻微出汗的速度进行。
2. 刚开始走时，10分钟即可，一两周后，可延长半小时，并逐渐增快散步的速度。
3. 根据个人情况，1天的运动量可以分成3次进行，每周至少散步5次以上。

注意事项

- 散步速度由慢到快，防止跌倒。
- 宜选在安静、空气清新的公园。
- 避免单独运动或到偏僻人少的地方，以免出现意外不能及时获得帮助。
- 一旦出现胸闷、心慌、头晕等状况，就应该停下来休息。
　动作幅度不宜过大，避免屏气、突然用力的运动。
　在运动中要特别注意预防意外跌伤碰伤，注意保暖，预防感冒。

养成散步的好方法

1. 乘公交车或电车时，提前一站下车行走。
2. 以爬楼梯代替坐电梯。
3. 去住所附近的超市购物时尽可能选择步行。
4. 平日节假日里，多出去健行或登山。

散步的基本姿势

头　头向上顶。保持头部正直，目视前方。

胸　挺胸拔背。感觉像被绳子从上面吊着一般，头盖骨整体向上拔。

小腹　收腹。身体正直，小腹内收。

臀　提臀。不要撅屁股，要将骨盆纵向提起，提臀。

膝　两膝内侧微微相扣。走步或站立时不要将膝盖过度弯曲。走路时，双膝内侧要相互轻轻摩擦。

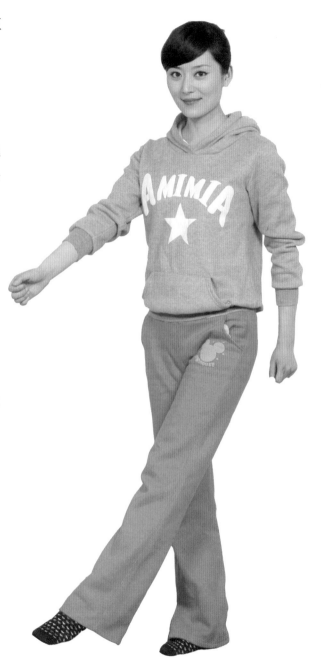

跳绳，降脂健身双管齐下

　　跳绳是一项有氧运动，连续性跳绳消耗的主要能源是脂肪而不是糖类，跳 20 分钟就能消耗 300 卡热量。所以，跳绳可以燃烧掉大量脂肪，对减肥、降血脂具有积极作用。

具体方法

1. 绳子打在地板上的部分不要太多。
2. 跳绳时要用前脚掌起跳和落地，不要用全脚或脚跟落地，以免脑部受到震动。
3. 跃起时，不要极度弯曲身体，要保持自然弯曲的姿势，保持呼吸自然、有节奏。
4. 应穿质地软、重量轻的运动鞋，避免脚踝受伤。

注意事项

- 跳时避免全脚掌着地，否则易引起损伤。
- 尽量选择软硬适中的草坪、木质地板和泥土地跳，不要在水泥地上跳。

　　过度肥胖者不宜跳。

　　跳绳前要做活动手腕、肩臂、脚踝等准备工作。

　　饭前半小时跳最佳，连续快节奏跳，最好不要超过 10 分钟。跳一会歇一会儿，每次可跳 30 分钟。

　　健身跳绳的绳子软硬、粗细适中，摆动的幅度较大、速度较慢，适合初学者选用。

推荐给初学者一套跳绳的渐进计划

　　初学时，不要跳得太快；开始时，原地跳 3 分钟；3 个月后，可连续跳上 10 分钟；半年后，每天可实现"系列跳"（如每次连跳 3 分钟，每天跳 5 次），最后每天能达到连跳半小时，就相当于慢跑 90 分钟所消耗的能量。欲想达到降血脂的功效，至少每分钟跳 100 次，理想心跳速度约为 150 次 / 分钟。

跳绳的基本姿势

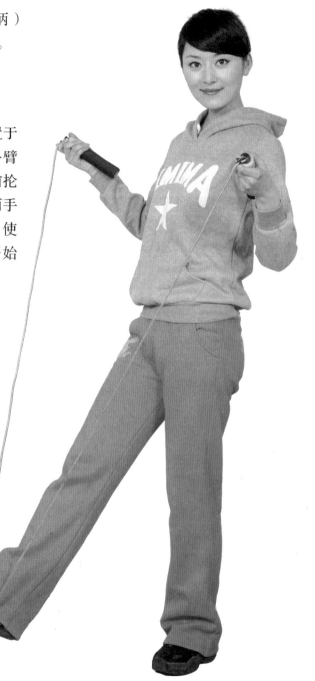

双手　握绳。握有把（柄）的绳，手自然握住。

双臂　自然屈曲。将绳置于体后，两手腕、手臂协调一致用力，将绳向上、向前抡起，当绳抡至头以上位置时，两手臂不停顿继续向下、向后抡绳，使绳绕身体周而复始地抡动。开始时，以两肩为轴。

脚　前脚掌用力。前脚掌跳起和落地。

爬山，减肥不错的选择

登山是一项延年益寿的运动，可以称得上是"心血管体操"。它可以增加心跳、心排血量，改善各器官功能。登山也可以增加肺活量，改善心肺功能。改善骨组织的血液供应，预防骨质疏松。还可以改善胃肠的消化功能，刺激肠的蠕动，对改善便秘极为有效。

具体方法

1. 最好选择坡不太陡的沙土地山体，若选择混合土或太硬的石面路会对膝关节有一定的伤害。
2. 登山运动以每周2 ~ 3次为宜，登山时间最好选在下午。
3. 老年人爬山时最好拄一根拐杖，身体注意前倾，以适应向上攀登和前进的需要。要尽量选择较平坦的道路，防止摔倒或崴脚。

注意事项

● 一个健康成人的正常心率为60~100次/分，爬山后心率要超过正常心率的50%或60%。

登山过程中要出汗，但不宜大汗淋漓。

运动后有疲劳的感觉才有效。

如果在登山过程中，身体状况完全符合以上三点，那么降血脂的功效就会倍增。

在爬山的过程中也要注意随时补充水分，有条件的可选择含有适当糖分及电解质的饮料，可以尽快减轻疲劳感，恢复体力。

爬山前最好先做一些简单的热身活动，然后逐渐加大强度，避免呼吸频率在运动中发生突然变化。

爬山时应结伴同行，相互照顾，不要只身攀高登险。

爬山的基本姿势

头、腰、脚

保持一条线。头、腰、脚保持在一条重力线，且把这条线当做身体的轴心来走。

步伐

要小。爬山的步伐不宜过大，这样可以保持身体平衡，减轻脚部的疲劳。

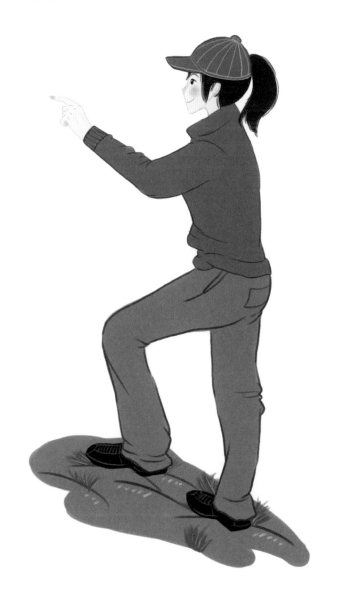

游泳是对全身的按摩

游泳可以有效消耗人体热量，运动和生理学者测试表明，若在水中游 100 米，可以消耗 100 千卡热量，相当于陆地跑 400 米，或骑自行车 1 000 米。

长期游泳，能增强心脏的收缩力，使血管壁厚度增加、弹性加大，心输出血量也会随之增加，锻炼出一颗强而有力的心脏。游泳时水的浮力、阻力和压力对人体是一项经济实惠的全身按摩，还能起到健美形体的作用。

具体方法

1. 游泳时宜将心率保持在最大心率（最大心率 =220- 年龄）的 80% 左右。可以这样测，游一段时间后，对着表数脉搏在 6 秒内跳多少次，后面加个 "0" 就是 1 分钟的心率。
2. 尽量减少休息时间，直到下一个来回比上一个减少 10 秒时，才可稍作休息。
3. 快速短距离游，这样能更大限度地消耗热量。
4. 每次游泳的时间应控制在 40 分钟以上，为了不极度透支体力，最好隔一天游一次。

注意事项

饭前饭后、剧烈运动后、月经期禁止游泳。

在不熟悉的水域，以及不做准备活动的前提下禁止游泳。

下水前必须做热身运动。在岸上做弯腰、压腿、摆手等可以伸展四肢的舒缓运动，可增加肌肉的协调性，有利于防止游泳时发生抽筋，减少下水后遭遇意外事件的可能。

下水前要穿上游泳衣，戴上游泳帽和游泳镜，耳朵易进水者需戴上耳塞；初学游泳者、儿童、体弱的中老年人应带上游泳圈。

游泳的基本姿势

头 稳定。头部保持稳定，不能左右摆动。

身体 水平。身体保持水平姿势。

手臂 旋转。移臂过程中手臂旋转，手臂入水时小拇指先入水划水 2 次，腿打水 6 次，呼吸 1 次。

脚 内旋、绷直。腿向上打水宜快而有力，脚略内旋、绷直，向下打水时，腿和脚自然放松。

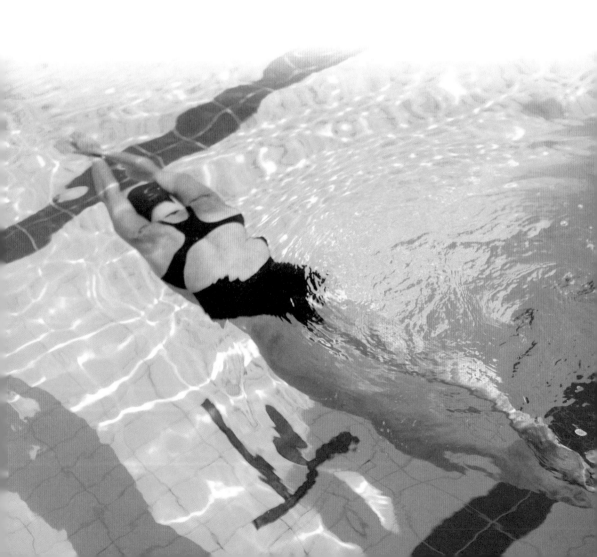

骑自行车，促进新陈代谢

　　骑自行车运动，有益于提高人们的心肺功能和消化功能，还能促进血液循环和新陈代谢。统计表明，150斤重的人，以15公里/小时的速度骑120公里后，体重可减轻1斤，持之以恒效果更好。

具体方法

1. 有氧骑车法：以中速骑车，一般要连续骑30分钟左右，配合深呼吸，有效促进脂肪的燃烧，防治血脂异常效果显著。

2. 强度型骑车法：以中速骑车，每天连续骑1小时以上，可以有效地锻炼心血管系统，起到预防心脑血管疾病的作用。此法适用于健康人。

3. 力量型骑车法：增加骑车的力量，可采用载重物，或者骑上坡路的方式，有效提高双腿的力量或耐力，预防大腿骨骼疾病。

4. 脚心骑车法：用脚心踩脚踏板，可以使脚心上的穴位得到有效的按摩，起到强身健体的保健功效。此外，每次骑车时，用一只脚蹬车30～50次，然后再换另1只脚，每天1次，减肥功效非常好。

注意事项

　　以自行车为锻炼方式者，应避开上下班人员流动的高峰期，把锻炼时间安排在清晨或运动场内进行。

　　在公路上骑车锻炼时，由于车辆、行人多，车速不宜太快，还应注意遵守交通规则，以免发生交通事故。

　　骑自行车锻炼前，最好将车座的高度和车把的弯度调好，行车中要保持身体稍向前倾，不要用力握把手。

　　雨、雪、刮风等异常天气时不宜骑车锻炼。

　　骑车减肥初期，不可太剧烈，以防受伤，时速大约15～20公里（心跳120～130次/分钟，踏板回转60～70转/分钟）。减肥后期，可适当增加骑车时间和速度，但一定要保证安全。

骑自行车的正确姿势

身体 上身前倾。上身要稍前倾。

双臂 伸直。手臂伸直，握紧车把。

两腿 与车横梁平行。膝、髋关节保持协调。

骑车动作 动作协调。脚掌先向下踩，小腿再向后缩回拉回，再向上提，最后外前推。

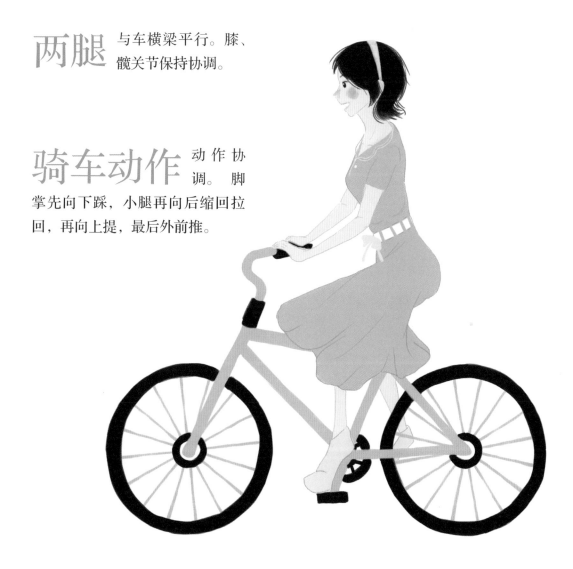

健肌运动，改善脂质代谢

通过对胸、腹、腰背和股四头肌的练习，可以增强肌力和减少脂肪堆积，还能促进血液循环，改善机体脂质代谢。

背肌操

1 俯卧位，上肢前伸，掌心着地，下肢后伸，脚尖绷直，保持身体挺直。

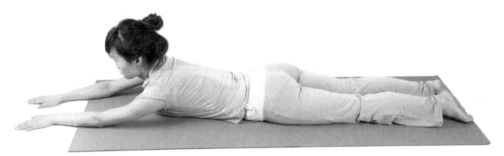

2 左上肢、右下肢同时挺直抬起，持续数秒钟恢复原位。

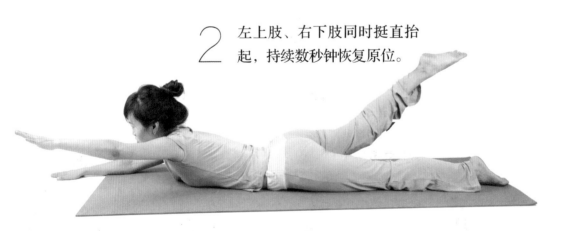

3　两上肢同时挺直抬起，持续
数秒恢复原位。

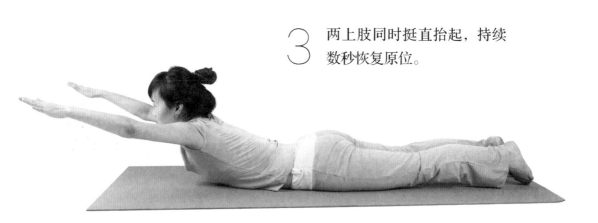

4　四肢同时抬起，持续
数秒钟恢复原位。

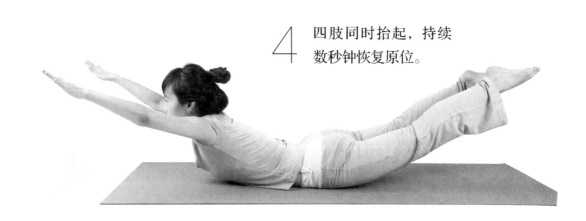

腹肌操

1 仰卧位，屈肘于胸前，双手互抱上臂。

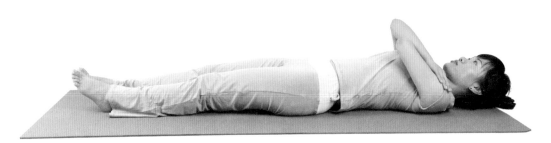

2 双腿伸直，双脚抬高约10厘米，持续数秒钟。

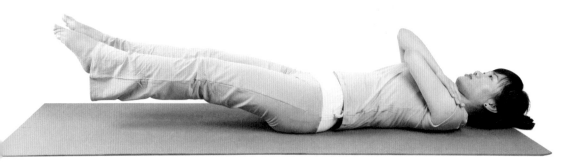

3 双膝半弯曲并双脚抬高持
续数秒钟。

4 双腿向斜上方伸直脚跟
触墙面，坚持数秒钟。

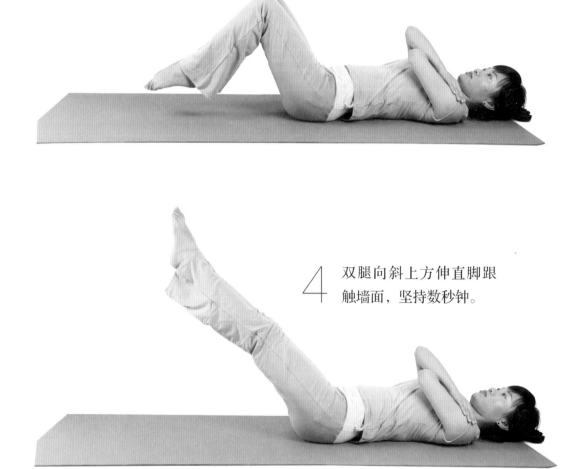

健美操，消除身体多余的脂肪

人们做健美体操时，要根据自己的年龄、体力以及原有的动作基础，制订具体方案。下面介绍一套能消耗1 500千卡的热量的降脂健美操。但要提醒大家的是，若在做操的过程中，出现头晕、心慌等不适反应，应立即停止练习，以免发生危险。具体做法如下：

屈体运动

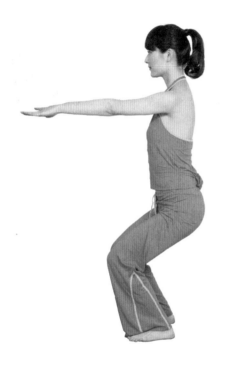
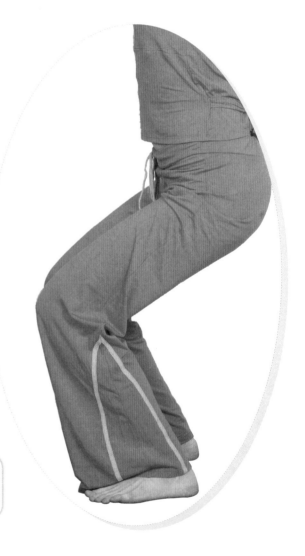

站姿，两脚开立，与肩同宽。下蹲，膝关节尽量屈曲，起立，再下蹲。连续做20次。

小提示

起立与下蹲时，速度不能太快。

转体运动

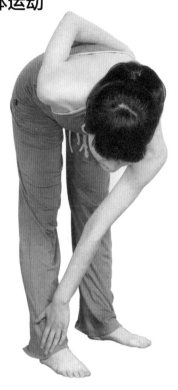

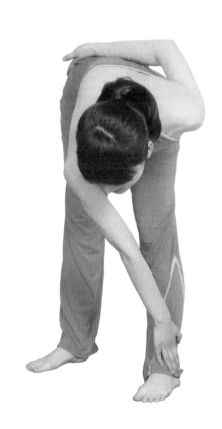

1 站姿，两脚开立，与肩同宽，上体前屈，两臂伸展，与地面垂直。转肩，左手摸右脚外侧（踝部）。

2 转肩，右手摸左脚外侧（踝部）。重复10次。

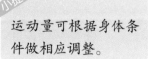

小提示

运动量可根据身体条件做相应调整。

墙面俯卧撑

对墙站立，距离约 80 厘米。两手掌贴墙，做双臂屈伸练习。连续做 20 次。注意身体平衡，各部位的动作一定要协调，这样肌肉的负重才均匀，锻炼效果更好。

原地高抬腿

站姿，两脚并立，两臂自然下垂，双手掌心分别贴同侧大腿外侧。先高抬左脚到尽可能高的位置，下踩，再换另一只脚。交替连续做 20 次。髋关节有损伤的人不适宜进行此项练习。

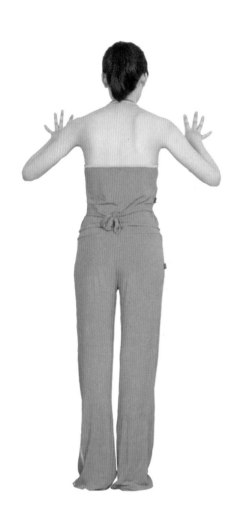

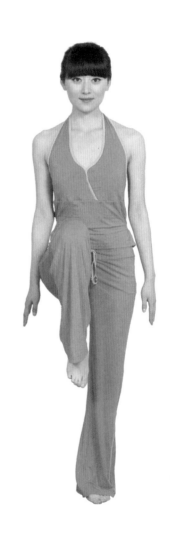

适合在家做的运动一 睡前床上瑜伽

　　床上瑜伽锻炼法是一套能改善腿部血液微循环的运动方法，它能减少多余脂肪在血管壁上的沉积，调节血脂异常，还可以起到锻炼踝关节和促进睡眠的作用。

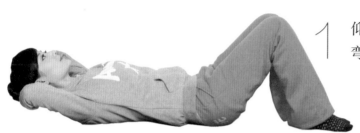

1 仰卧，平躺在床上，双腿弯曲，脚掌着地。

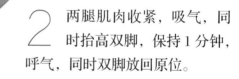

2 两腿肌肉收紧，吸气，同时抬高双脚，保持1分钟，呼气，同时双脚放回原位。

3 吸气，同时慢慢屈膝，自觉气吸够时再将膝部伸直，同时呼气。重复以上动作5～10次。把脚放下来。

适合在家做的运动二 立壁角运动

"立壁角"，您可不要小瞧这个动作，如果你能按照下面的要求来做，站半小时，同样能站得全身冒出汗来，既消耗热量，降低血脂，还能让你保持挺拔的身姿。

具体方法：

1. 贴墙而立，后脑勺、双肩、臀部、小腿及脚后跟都贴着墙，膝盖、脚跟并拢。
2. 从 5 分钟慢慢开始加，最后可以加到 30 分钟。

注意事项：

- 持之以恒，效果显著。
- 若是腿形不够完美的女性，或者是有罗圈腿的人，都可以采用"立壁角"的方法来修整腿形。
- 但要注意具体动作有所差异：站立时将后脚跟并拢、脚尖分开 60 ~ 90 度，练习久了，不仅重塑了腿形，罗圈也会逐渐消失。

动作优点

便于练习，一点不费工夫，看电视的时候、乘地铁的时候，都可以让自己贴着墙壁或拉杆练站立。

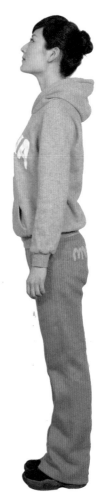

适合在家做的运动三 叉腰挺胸运动

叉腰挺胸运动可通过腰部和胸部的活动，帮助减少内脏脂肪沉积，降低高血脂的发生率。

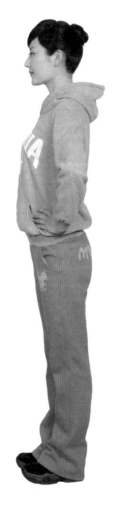

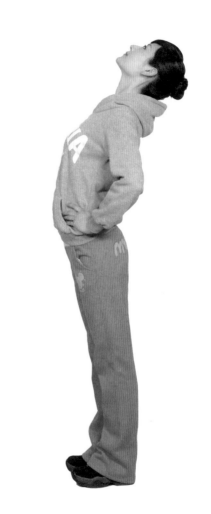

1 两脚开立，双手叉腰，双膝平直。

2 以腰部为支点，身体缓慢向后弯曲（幅度不可太大），同时吸气，双眼向后上方仰视，自觉气吸够时缓慢恢复原位，同时呼气。重复做 3~5 次。

适合在家做的运动四 拖地板

拖地板是一项居家常做的运动，可以消耗能量，减少脂肪堆积，促进血液循环，预防动脉硬化。

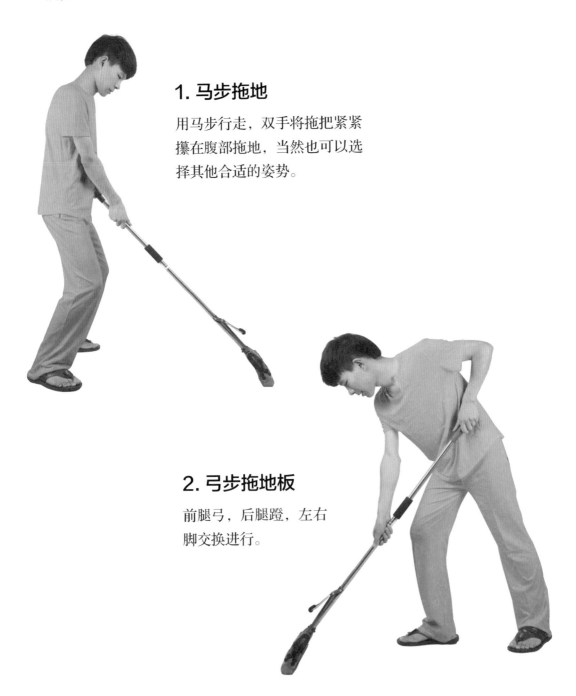

1. 马步拖地

用马步行走，双手将拖把紧紧攥在腹部拖地，当然也可以选择其他合适的姿势。

2. 弓步拖地板

前腿弓，后腿蹬，左右脚交换进行。

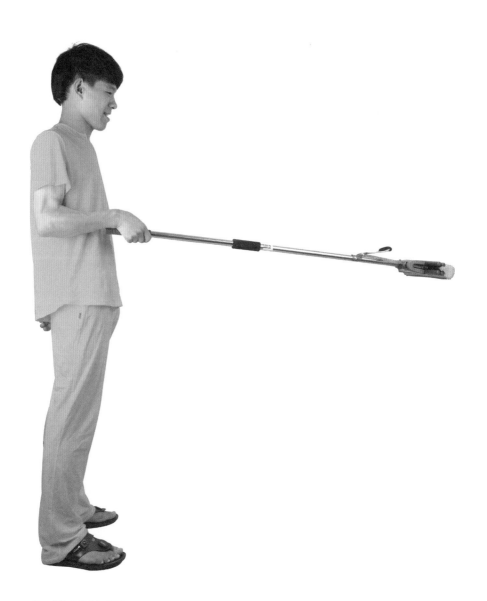

3. 腕挑拖把

洗好的拖把滴水时，可趁机锻炼一下腕力。自然站立，头正眼平，含胸拔背。先用右手抓紧拖把的后端，用力把拖把头挑起，能坚持几分钟就坚持几分钟，接着再换左手。

适合办公室的运动一 挺胸运动

挺胸运动可扩张胸部肌肉，促进胸部血液循环，减少血管壁中脂肪沉积，防治血脂异常。

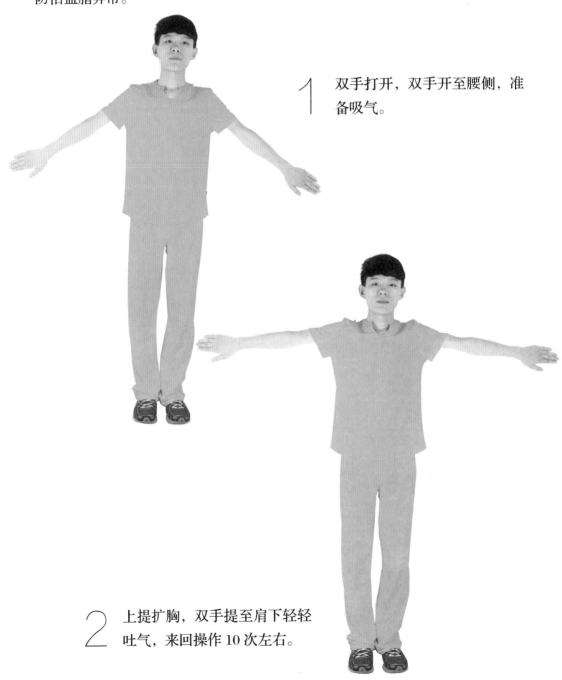

1 双手打开，双手开至腰侧，准备吸气。

2 上提扩胸，双手提至肩下轻轻吐气，来回操作 10 次左右。

适合办公室的运动二 舒手操

手部是上班族重要的部位，要经常伸展放松，有利于手部血液流畅，缓解脂肪的沉积，防治血脂异常。

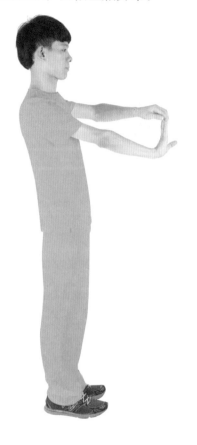

1 轻抓手掌，左手掌轻抓右手掌，轻轻吸气吐气进行伸展。

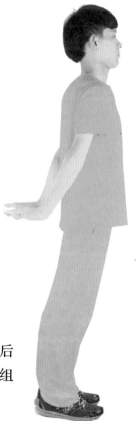

2 反掌后提，双手反掌轻轻后推，轻轻吸气吐气。重复此组动作 5~10 次。

适合办公室的运动三 舒腰操

舒腰操可通过活动腰部，帮助腰部放松，促进腰部血液循环，防止血管壁内脂肪的过度沉积，调节血脂异常。

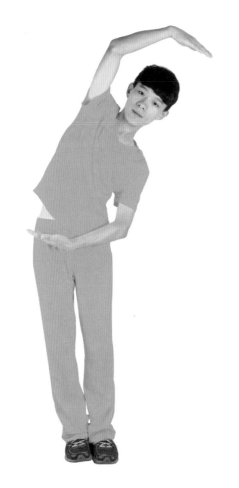 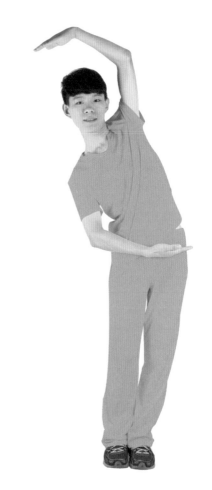

1 伸展右腰，站姿，右手斜向左上方伸出，左手反向伸，舒缓右腰，轻轻吸气吐气。

2 伸展左腰，左手斜向右上方，伸出右手反向伸，舒缓左腰，轻轻吸气吐气。

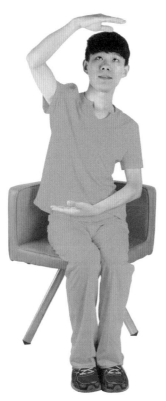

3 放松右腰，坐姿，
右手斜向左上方，
伸出左手反向伸，舒缓
右腰，轻轻吸气吐气。

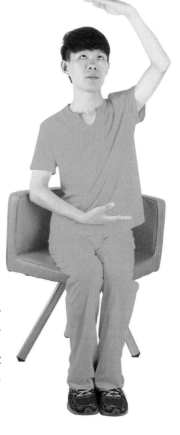

4 放松左腰，左手斜
向右上方，伸出右
手反向伸，舒缓左腰，轻
轻吸气吐气。重复此组动
作 5~10 次。

适合办公室的运动四 舒腿操

舒腿操可通过下肢的运动，帮助下半身血液循环，放松腿部肌肉，防止腿部脂肪沉积，调节血脂异常。

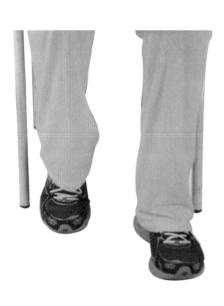

1 采取坐姿，左脚前右脚后（像在桌下走路），收腹挺胸准备吸气。

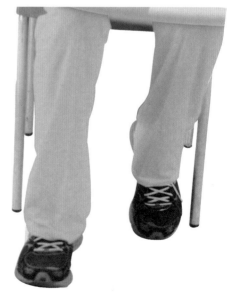

2 右脚前左脚后（像在桌下走路），收腹挺胸吐气，来回操作 5~10 次。

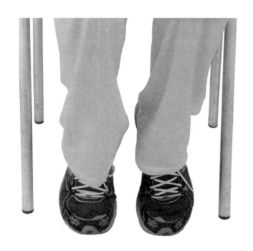

3 双脚踮脚尖，收腹挺胸准备吸气。

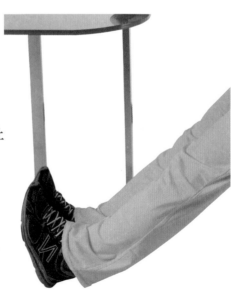

4 双脚勾脚尖，收腹挺胸吐气，来回操作 5~10 次。

适合办公室的运动五　舒背操

舒背运动配合有规律的呼吸，可以减缓背部压力，促进血液顺畅，预防脂肪沉积在血管壁上，有效调节血脂异常情况。

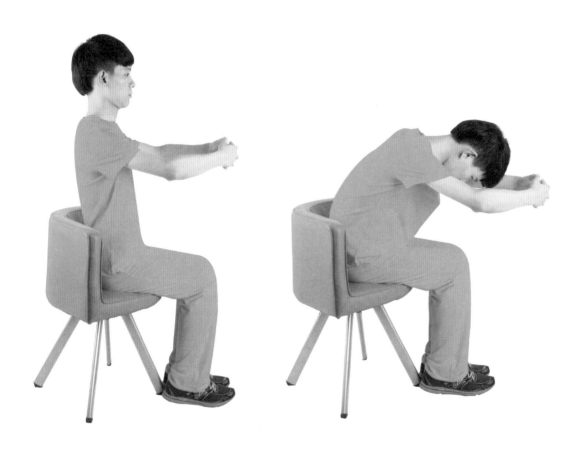

1 端坐在椅子上，双手环抱置胸前，准备吸气。

2 收腹圆背，双手轻推前吐气，来回操作5~10次。

降脂小动作一　张闭嘴、拍耳朵

　　张闭嘴通过对面部神经的刺激反射性刺激大脑，改善脑部的血液循环，增强脑血管弹性，有效预防中风及老年痴呆症的发生；拍耳朵刺激双耳穴位，按摩经络，促进血液循环，防止动脉硬化，抑制血脂异常。

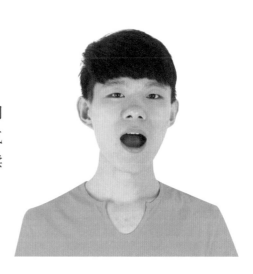

张闭嘴

将嘴巴最大限度地张开，同时深吸一口气，闭口时将气呼出。如此一张一闭，连续做30次。

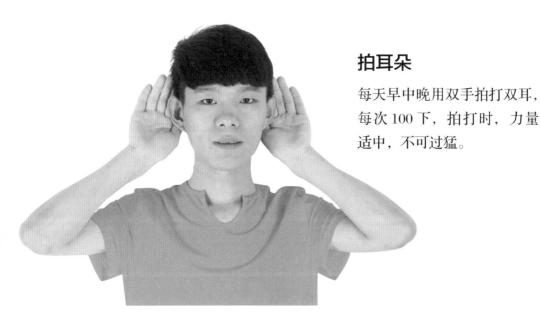

拍耳朵

每天早中晚用双手拍打双耳，每次100下，拍打时，力量适中，不可过猛。

降脂小动作二　耸肩、摩颈

　　耸肩为颈动脉血液流入大脑提供了驱动力，增快血液流向大脑的速度，减少脑血管供血不足和脑梗死的发生；摩颈促使颈部血管软化、富有弹性，消除血管硬化，并能改善脑部供血问题。

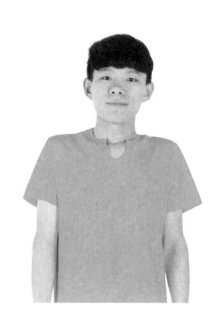

耸肩

将双肩上提，缓慢放松，如此一提一松，反复进行，早晚各做 5 分钟左右。

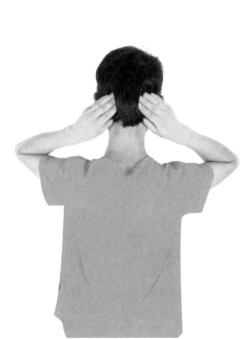

摩颈

将双手摩擦发热，再用发热的双手按摩两侧颈部，用力适中，以皮肤发烫、颈部自觉轻松为度，坚持每天早晚各做 5 分钟。

降脂小动作三　头绕环、下蹲

　　头绕环可增强头部血管的抗压力，提高颈部肌肉、韧带、血管和颈椎关节的耐力，减少胆固醇沉积于颈动脉，预防血脂异常、颈椎病、中风；长期坚持做下蹲动作，有利于减少腹部脂肪，更能消耗热量，进而起到降脂的功效。

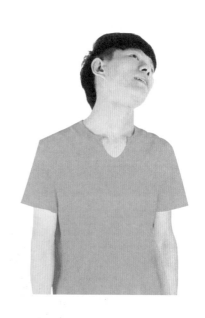

头绕环

头部先沿前、右、后、左方向，再沿前、左、后、右方向用力而缓慢地旋转绕环，每天做 10 次为宜。

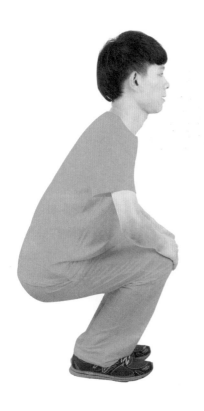

下蹲

自然站立，全身放松，排除杂念，缓缓下蹲，大腿顶腹部，连续蹲 30 次。每日早中晚各做 1 遍。

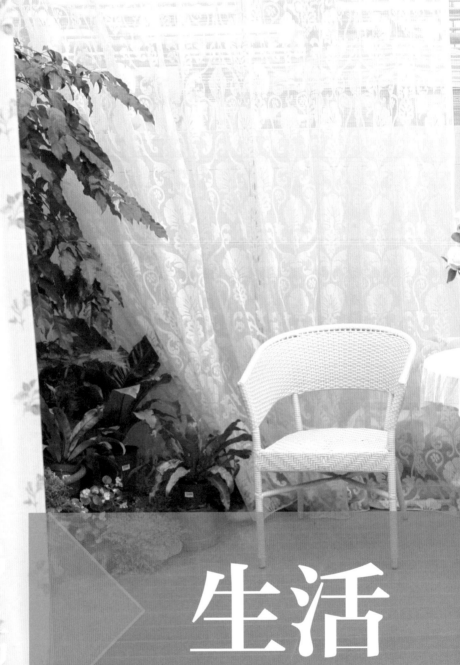

第二招　生活

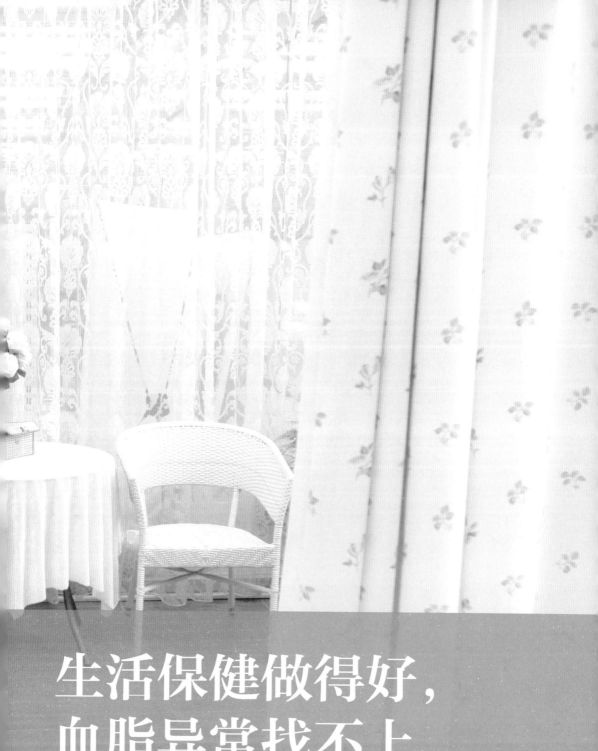

生活保健做得好，
血脂异常找不上

每天3杯水，降低血液黏稠度

　　水能够为人体补充所需要的营养物质，科学饮水，对于调节血脂异常有明显的疗效。虽然我们每天都在喝水，但是究竟怎样喝水才能有益于调节血脂异常呢？

晨起1杯水

　　每日早晨起床后应该喝1杯白开水，可以及时地稀释黏稠的血液，促进血液通畅，降低血脂，还能减少脑血栓和心肌梗死的发病率。

睡前1杯水

　　睡前喝杯白开水，使夜间血液循环更顺畅。对于那些担心睡前饮水会引起夜尿频多的老年人来说，应纠正一下自己的观念。因为老年人膀胱萎缩，即使不喝水，也一样会出现夜尿多的现象。医学专家发现，脑梗死最容易在天亮快起床前或刚刚起床后的时间发生。这类患者的发病原因多为血液浓度太高，引起血栓，将血管堵塞。所以调节血脂异常最好养成在睡前2小时饮1杯（250毫升）温开水的习惯。

夜间1杯水

　　夜尿多的老年人，若睡前不喝水，夜里醒来或排尿后再不及时补充，是相当危险的。尿得多，又不及时补水，血黏稠度增高，血液循环阻力变大，随时都有可能发生心肌供血不足、心绞痛、急性心肌梗死、缺血性中风等心脑血管疾病。因此，老年人最好在床头放1杯水，每日夜间饮用。

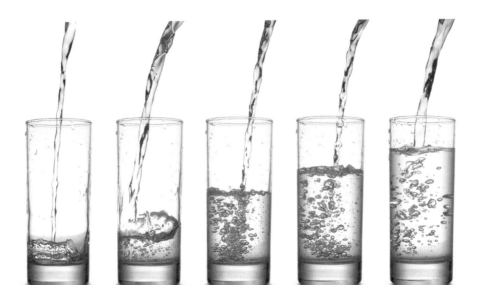

提高睡眠质量有助血脂正常

良好的作息是预防和缓解血脂异常的重要手段，血脂异常患者应该尽量提高睡眠质量。睡眠质量差的患者可从以下几个方面着手改善。

睡眠枕头不能过高、过软

中老年人的血液流速比正常人慢，在睡眠时更慢。如果枕头过高，那么血液流向头部的速度会再次减慢，血流量也会减少，极易发生缺血性脑中风（脑梗死）。专家建议中老年人在选择枕头时，枕头的高度以一拳多一点最为合适，不宜达到一拳半的高度。

枕头的软硬度要适中，过于松软对头皮压迫面积大，不利于血液循环，同时也存在透气性差的问题，不能保证睡眠时充分的呼吸，可能存在安全隐患。睡眠枕头以荞麦皮的为佳。

老年人在冬天忌被子过厚

老年人机体退化，怕冷，会选择盖厚被子取暖。但专家提醒最好不要这样做，因为厚被子压在身上，会严重影响呼吸，而且会使全身的血液循环受阻，易导致脑部血流障碍及缺氧，增加脑静脉压，对健康十分不利。

选对睡姿能促进睡眠

有心脏疾患的人，最好采用右侧卧位，以免造成心脏受压而增加发病概率；肺部有病的人，除垫高枕头外，还要经常改换睡姿，以利于痰涎排出；胃胀满和肝胆疾病者，以右侧卧位最佳；四肢疼痛者，应力避压迫痛处而卧。总之，选择适合自己的睡眠姿势，有利于安睡。

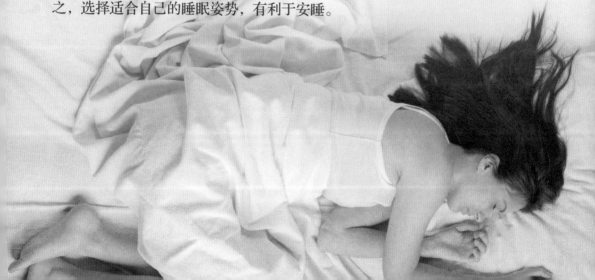

定期排便，加速体内废物排除

人的肠道中存在很多的细菌，每天吃进去的食物经过消化后，会产生一些有毒物质。这些有毒物质如果不能及时排出体外，就会被人体肠道重新吸收，进而进入循环，不仅危害内脏器官，还能诱发血脂异常等疾病。因此，调节血脂异常，必须重视排便，及时将体内代谢的有毒物质清除出去。

养成每天排便的好习惯

尽量做到每天排1次大便，对防治血脂异常有很好的作用。最好每天早餐后定时上厕所，只要坚持，很快就会建立排便反射，进而按时排便。

排便时要集中注意力

上厕所时不要看书、玩手机、看报纸、抽烟等，尽量避免一切分散注意力、延长排便时间的坏习惯。

中老年人最好选择坐便器

老年人不建议使用蹲坑，最好选择坐便器。排便时不要强用力，不宜坐便时间过长，以15~20分钟为宜。如果一次不能排便，可以隔段时间再排便，这样可以避免诱发脑血管意外以及胃肠胀气和出血等症状。

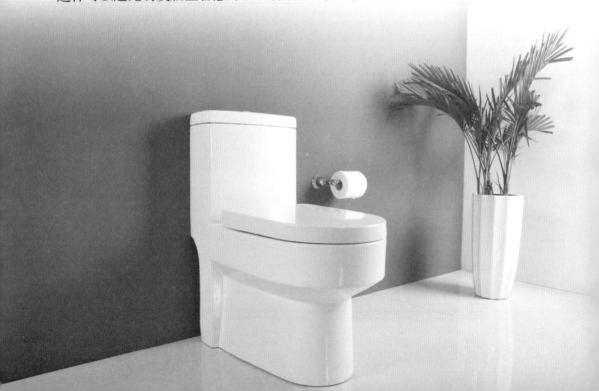

积极防止便秘

1. 增加食物中膳食纤维素的含量。日常饮食不要过于精细，也不要偏食，要多吃富含膳食纤维的食物。比如大米、玉米等粮食，苹果、梨、山楂等水果，还有白菜、菠菜、黄瓜等蔬菜。

2. 饮食中摄入适量的植物油，如香油、大豆油等；或者含有植物油的坚果，如核桃、花生、芝麻等，都对防止便秘效果显著。

3. 经常食用一些防便秘的药粥，如小米粥、红薯粥、南瓜粥等，少吃高蛋白、高脂肪的食物。

4. 摄取足够的水分，每天的饮水量一般在2 000毫升左右。早晨起来空腹喝1杯白开水，有利于肠道内水分软化粪便，因此有利于排便的顺畅。

5. 要少吃强烈刺激性的食物，并忌酒、浓茶等。

预防便秘明星食材推荐

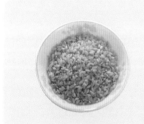

糙米：膳食纤维丰富

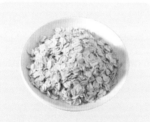

燕麦：富含膳食纤维

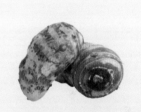

芋头：健脾胃，通宿便

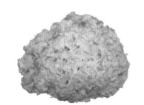

银耳：提高免疫力

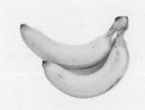

香蕉：润肠通便

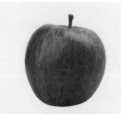

苹果：促进排便

戒烟，有利于血脂正常代谢

戒烟后心肺功能会有明显的改善，呼吸会顺畅，皮肤变得细嫩，有光泽。食欲也会变好，自觉饭菜可口。

另外，戒烟时要在脑海中想象着戒烟后的诸多好处。即使忍不住再吸一根，也不要放弃戒烟，要坚持。

吸烟的危害

吸烟易导致冠心病、心肌梗死，同时还会影响血脂的正常代谢。吸烟者血清中甘油三酯含量比不吸烟者高 10% ~ 15%。若吸烟者同时伴有血脂异常和高血压，则冠心病的发病率可增加 9 ~ 12 倍。开始吸烟的年龄越早，每天吸烟支数越多，则危险性越大。

戒烟行为势在必行

一旦决定戒烟，最好马上毁弃烟草和烟具，挺过前 10~15 天，就有可能坚持下去，这是戒烟的关键。在这约半个月的时间里，往往开始容易，越往后越需要坚强的毅力。不要受其他吸烟者的影响，如果想吸烟就吃块糖或者设法分散注意力，使戒烟得以继续。

另外，还可以辅助口服尼古丁缓释剂来逐步减少烟草的摄入量，也可以促使戒烟成功。

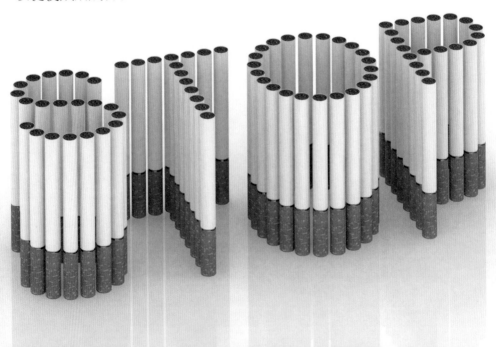

适量饮酒，改善脂质代谢

研究表明，每日的饮酒量少于 50 克，可以使血液中低密度脂蛋白减少，高密度脂蛋白增加，防止脂肪沉积，从而使冠心病的死亡率降低。

与此相反，大量饮酒则会直接造成心脑血管的损害，加剧动脉粥样硬化的程度，还可使晚期冠心病病人发生心力衰竭。

饮酒量的判定标准

据世界 60 个地区进行的调查结果显示，将 1 周内酒精的摄取量控制在 300 毫升以内就说明没有过量。也就是说，平均每天约摄取酒精量 40 毫升时对血脂的危害不大。

将这一数值具体到每一种酒上来说，即啤酒 750 毫升，威士忌 60 毫升。如果每天的饮酒量超过这个标准，那么 1 周必须给肝 1 ~ 2 个休息日，即 1 ~ 2 天内不沾酒。

1 天适量的酒精摄取量的标准

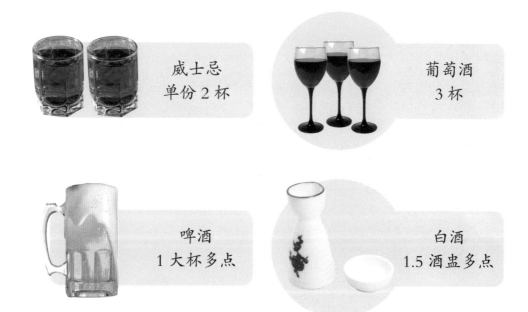

威士忌
单份 2 杯

葡萄酒
3 杯

啤酒
1 大杯多点

白酒
1.5 酒盅多点

少饮咖啡防止胆固醇比例失调

　　咖啡香浓味美、提神解乏，含有蛋白质、脂肪、粗纤维、蔗糖、咖啡因等多种成分，其中尤以咖啡因含量最多。咖啡中的咖啡因易使人体的血糖增高，导致血液中胆固醇的成分比例失调，促进动脉粥样硬化的发生和发展，因此，要想防治血脂异常最好少喝咖啡。

适量饮咖啡的好处

1. 减轻肌肉疲劳，促进消化液分泌。
2. 促进代谢机能，保护消化器官，预防便秘。
3. 防止放射线伤害。

预防血脂异常饮咖啡的注意事项

1. 忌饮浓咖啡。
2. 饮咖啡时忌放糖，忌食蛋糕等高糖食物。
3. 患有动脉硬化、高血压、心脏病以及有溃疡病的人忌喝咖啡。

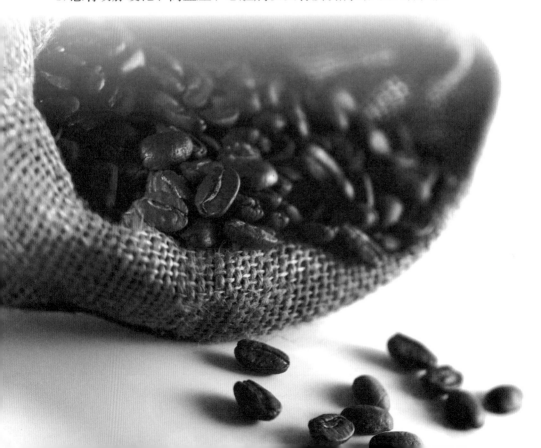

常喝茶，减肥又降脂

茶多酚类化合物可以有效地抑制肠道对脂质的吸收，减少血清中胆固醇的积累。还具有一定的抗氧化和清除自由基的作用，可以抑制体内脂质的过氧化进程，对抗自由基和过氧化脂质对血管内膜的损伤，防止动脉粥样硬化的形成和发展。

茶中所含的维生素和微量元素具有保护血管、预防高血压和动脉硬化的作用。茶中大量的茶碱也有很强的利尿作用，不仅可预防肾结石的形成，降低胆固醇，而且对蛋白质类食物有良好的消化作用。需要注意的是，茶碱具有兴奋大脑皮质的作用，因此，为保证休息，睡前不宜饮茶。

什么茶降血脂作用好

研究人员对绿茶、茉莉花茶、苦丁茶和人参茶中的茶多酚成分进行定性定量分析后，发现结果如下：

	儿茶素	茶多酚含量	备注
绿茶	5 种	2%	儿茶素是茶多酚的主体成分，占茶多酚总量的 65% ~ 80%；其次还包括黄酮类、黄酮醇类花青素类、酚酸类等
茉莉花茶	7 种	4%	
苦丁茶 人参茶	无	无	

由此可见，预防血脂异常最适宜饮用的是茉莉花茶和绿茶。此外，像乌龙茶、红茶虽然未经检测，但是也具有一定的降脂功效。

这样饮茶最好

饮茶的数量及种类，应根据体质和饮茶后的感觉进行适当调整。绿茶有减肥的作用；红茶经过发酵，适宜脾胃虚寒、溃疡病、慢性胃炎患者服用；花茶清冽芳香，苦涩味淡，性味平和，适宜各类人群服用。

饮茶注意事项

1. 不饮浓茶、冷茶、凉茶。服药后不要饮茶。
2. 睡前不要饮，饭后不要立即饮，隔夜茶不饮。

注意季节变化，降脂更轻松

顺应四季在众多养生法中位居首位，也被认为是养生、防病的首要措施和先决条件。因此，调节血脂异常应充分考虑四季的变化。

春季

万物复苏，各种细菌、病毒丛生，易发感冒、流感等呼吸道传染病。由于老年人一般抵抗力较差，因此应加强身体的锻炼，提高自身抵御各种传染疾病的能力。多到户外锻炼，多晒太阳，到公园去感受春天的气息，这些都是不错的选择。

夏季

温度过高，湿热会使心率加快，诱发心绞痛。夏季湿热之气过重，要预防"病从口入"，注意饮食卫生，防止消化道疾病的发生。平时应多吃豆类食品（如豆浆、豆腐），最忌饮食过饱。

秋季

秋季天气干燥，要注意预防咽喉发炎。早晚温差较大，要注意增加衣物，早、晚有外出活动时，注意保暖。并且每天要饮用足量的水和进食一些滋润的食物。

冬季

保暖防寒，保证充足睡眠是冬季养生的重点。在大风、大寒、大雪天，减少户外活动，宜选在室内锻炼。冬寒宜进补，忌大补，忌多食，忌食高胆固醇的食物，如动物内脏、脑髓等。

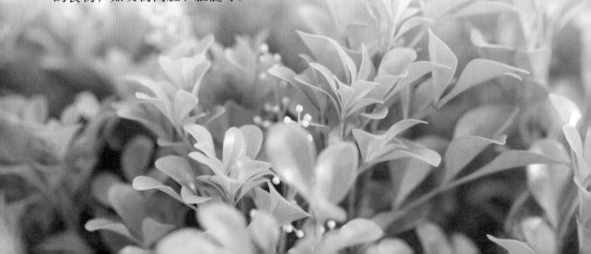

保持愉快、乐观的心情

要想调节血脂异常，保持愉快、乐观的心情是很重要的。

避免情绪过于激动

经常保持情绪稳定，避免情绪过于激动，是有效防止血脂异常发生的一项重要措施。因此，要想得开，放得下，看淡生活，避免情绪变化过度，造成血压骤然升高。

知足常乐

对生活要知足，不要脱离自身条件去追求达不到的目标，以免受到挫折，产生强烈的情绪反应，不利于情绪的稳定和控制。

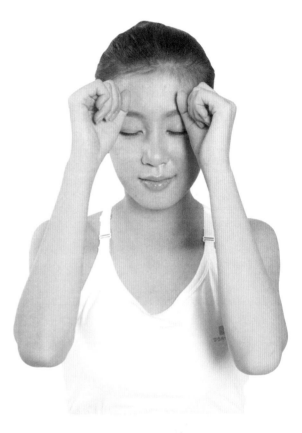

要宽以待人

宽恕别人不仅能给自己带来安宁和平静，更有益于康复，而且还能赢得友谊，保持人际关系的融洽。所以，宽以待人可以作为预防血脂异常的行为准则。

值得推荐的心理调节方法——自我放松训练法

具体做法：端坐，双目微闭、全身放松、呼吸放松、意守丹田，双手按揉太阳穴。除此之外，也可以通过打太极拳、练气功等活动，增强自身的康复能力。

自娱自乐降血脂

欣赏音乐

现代医学认为，美妙的音乐会对人产生一种良性的刺激，使人体产生和谐的共振，并对人体的中枢神经系统产生作用，进而对呼吸、循环、泌尿、消化、内分泌系统起到调节作用，既可以促进血液循环，还能增加胃肠蠕动和消化腺的分泌，有助于身体的新陈代谢。

如果能在餐后休息的时候，适当听一些节奏舒缓、悦耳动听的音乐，对促进消化吸收非常有益。

音乐的选择应该因人而异，例如性格外向者，宜选择欢快的，如《最炫的民族风》；性格内向者，宜选择《荷塘月色》等。

外出钓鱼

"要想身体好，常往湖边跑"，充分反映了垂钓对健康长寿的好处。

在风景秀丽的湖边，会让你心旷神怡。因为在这清新的自然环境中，空气中大量的负离子会被吸入身体，就会让人们倍感舒服、精力充沛。

人们进入垂钓的场地，也就投入到大自然的怀抱，大自然优美的环境会使垂钓者养性怡情，把烦恼事抛之脑后。

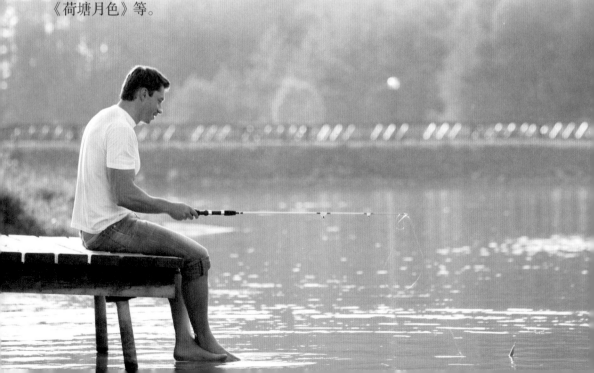

集邮收藏

集邮收藏既需要经常动脑筋,还需要经常逛古玩市场,所以不仅锻炼身体,还能调节无序的枯燥生活。但是,在享受集邮收藏乐趣的时候,还需要注意以下两点:

1. 保持一颗淡泊的平常心

集邮收藏应该把快乐作为集邮收藏的目标,一切应该量力而行,不要刻意求大奖,更不可给自己定一些不切合实际的目标,否则会导致急火攻心,终日患得患失,心神不宁,最后给疾病创造侵入的机会,严重损害身体的健康。

2. 不能枯坐室内

长期枯坐室内,将加速肌肉、骨骼、大脑、内脏等重要脏器机能的衰退。应该多参加户外活动,可以舒筋活血,保持健壮的体力。对于喜欢集邮的人,户外活动还是很丰富多彩的,如去邮局加盖各种纪念、宣传等邮戳,参加邮展、循着邮票的芳踪去旅游......凡此种种,都可大大延迟机体脏器的衰退速度,对身体健康大有好处。

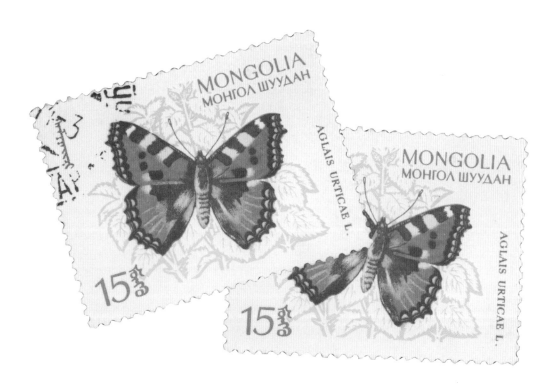

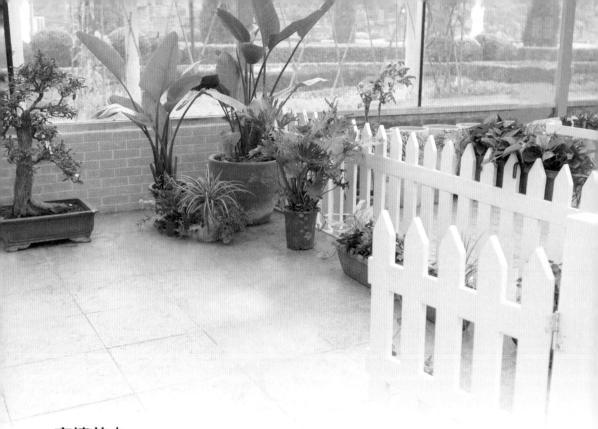

寄情花卉

养花不仅是闲情逸致，而且是一种健康养生的方式。养花需要进行移盆、换盆、松土、施肥、浇水、剪枝等步骤，进行这些活动就需要全身进行不停的运动，进而达到全面锻炼身体的目的。养花还可以愉悦心情、陶冶情操，因此养花潜移默化的健身作用不容小觑。但是养花应注意以下三点：

1. 掌握养花的知识

可以参加一些花卉培训班，也可以自学，通过看一些相关的书籍和报刊，还可以向一些有养花经验的人或者专业养花人员学习。

2. 正确选择花卉

老年人随着年龄的增长，脾气会变得粗暴、情绪也不太稳定，最好不选择丁香，因为它散发出的气味会引起老人气喘、心烦；香味浓烈的夜来香等在晚上会释放代谢废气二氧化碳、有机酚酊，会使人感到抑郁胸闷。

3. 要有细心、耐心和恒心

花卉从种子萌发到植物死亡的整个过程称为生命周期，养花不仅只是为了欣赏，因为花卉在整个生长过程中有不同的欣赏价值，所以需要耐心地呵护，不能只求观赏的效果，而忽视培育的过程。只有坚持，才能从养花过程中享受乐趣，并给你的生活带来与众不同的情趣。

饲养金鱼

　　饲养金鱼，不仅可以陶冶情操，还能防病健身、延年益寿。金鱼是名贵的观赏鱼，它色彩鲜艳、体态奇特、品种繁多，有朱砂眼黄帽、朱砂水泡、子龙晴帽子等。每天花些时间观赏一下鱼缸中游动的金鱼，它们奇特的体态、五颜六色的外表可以改善心态，消遣解闷，此外，还能缓解视力衰退，预防老花眼的出现。

　　养金鱼最大的乐趣不是单纯的观赏，而是如何去养。

1. 选择好的鱼缸很重要

　　一般以玻璃鱼缸为好，对于养鱼的数量应该根据鱼缸大小、鱼的大小和不同季节进行选择。

2. 水质要及时更换

　　饲养金鱼最好保持水温恒定，不要忽冷忽热，可用泉水、湖水、雨水等。

3. 饲料要好

　　金鱼的饲料最好的是活红虫，也可以用面包屑、虫干等。

4. 繁殖时机要抓好

　　金鱼一般在每年清明节前后繁殖，所以这个时候可以在鱼缸中放些水草，待鱼卵产出后，可以把附着鱼卵的水草捞出来，放入另一个浅水鱼缸中，放在阳光下暴晒一个星期就能孵出小金鱼了。

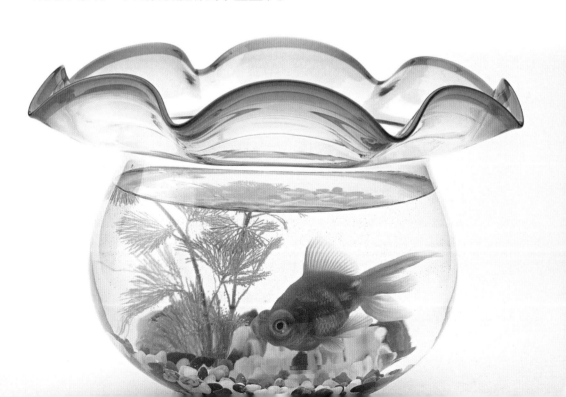

棋类活动

下棋不仅是紧张激烈的智力活动，还是有利于身心健康的文娱活动。对血脂异常人群的好处如下：

1. 养身颐性

有些人不适合进行激烈的体育活动，往往需要安心静养，或者动静结合，有利于身体的恢复，而下棋只要一张桌子几把板凳，闲时就可以和几个老朋友玩上几把，谈笑间分出高下，并且陶冶情操。

2. 精神寄托

老年人，尤其是退休后的老年人，时间一般比较充裕，下棋可以成为一种消磨时光的好方法。邀上几个志气相投的老友，横车跃马，或黑白互围，杀它个天翻地覆，是何等的乐趣。

3. 健脑防衰

下棋是一种充满乐趣的脑力游戏，棋盘之上，虽然只有寥寥数子，却能变化无穷，也是智力的角逐，所以老年人经常下棋，既能锻炼思维、保持智力，又能防止脑细胞的衰老。

4. 身心愉悦

外出走走，下下棋，会会老朋友，是一种不错的社交，既可以增进彼此间的友谊、加强来往，还能消除孤独寂寞感，保持身体的愉悦。

下棋虽然对身体有诸多的好处，但也需要注意以下的问题：不要过分计较输赢，因为过分看重输赢，会导致心情郁结，劳神伤身；切记过度劳神，应适可而止，否则不利于身心健康；切记以棋为赌，否则不可收拾。此外，下棋之余还可以进行一些散步、打太极拳等活动，不可久坐不动。

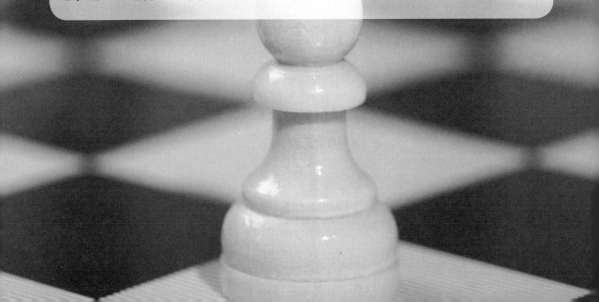

写字绘画

我国素有"寿从笔端来"、"书画人长寿"的说法，古往今来，中国书画家长寿者居多。医学专家研究表明，在可以使人长寿的20种职业中，书法名家位居榜首。它的养生功效如下：

1. 百脉疏通、气血畅达

练习书画需要使用全身之力，也是身体的一种锻炼。为了保证写字绘画挥洒自如，一般都要悬腕悬肘，并且保证站立姿势。写字要身体端正，还要全神贯注，达到全身的力气通过肩、肘、腕、掌、指达到笔端。浓墨挥洒于纸上，可以做到外练其字，内练其气，如果每天坚持练习书画，就可以达到体内气血通畅，百脉疏通，情致高雅，延年益寿。

2. 调节情趣，使人情志舒畅

书画是一种高尚的艺术行为，既可以陶冶人的性情，还能充实生活。

书法的形象性，同样也会给人一种自然的美感。如书法的风格，有的浑厚古朴，有的潇洒倜傥，有的秀丽娟美，有的行文流水……这些都可以使人们心情舒畅，精神愉快，也是医生治疗各种心理创伤的好方法。

3. 可以修身养性、祛病延年

书画活动注重神、意、气、势、眼、身、手一起活动，能很好地达到形神合一。都能在大脑皮层特殊安静状态下，专心致志地活动，从而修身养性，调节生理机能。

每天坚持练习写字绘画2小时，不仅可以陶冶情操，还可以养生保健、强健身体，对于防治血脂异常有一定的疗效。

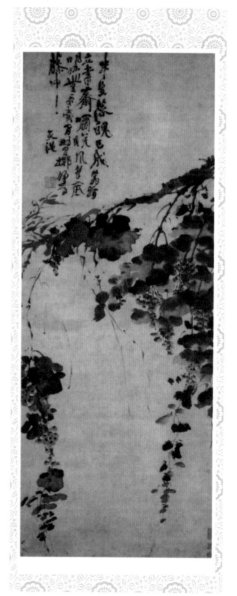

心理保健操让你"脂"不再高

　　心理保健操可以保持愉快的心情，对防治血脂异常有辅助作用，且动作简单易操作，适合血脂异常人群练习。

第一节

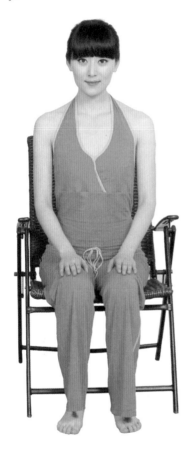 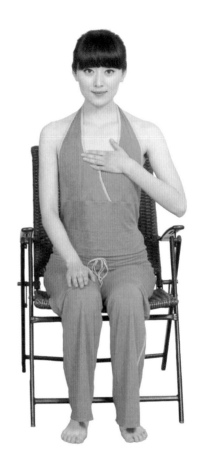

1　坐在椅子上或自然站立，全身放松，双目平视，两脚分开与肩同宽，面带微笑。

2　左手手掌放在胸部心脏处，以顺时针方向在心脏部位转圈按摩 36 次。心中默念或口中念出"放松"。

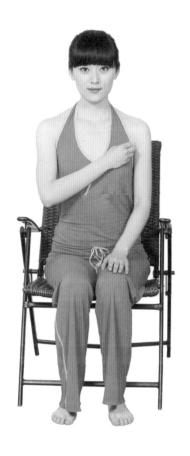

3 右手手掌放在胸部心脏处，以顺时针方向在心脏部位转圈按摩36次。同时心中默念或口中念出"放松"。

4 双手握拳，掌心朝内，放在胸前30厘米处，两手的十指同时张开。面带微笑，嘴微张开，心中默念或口中念出"放松"。十指张开后再握拳、再张开十指为第2次，再握拳、再张开十指为第3次，共做9次。

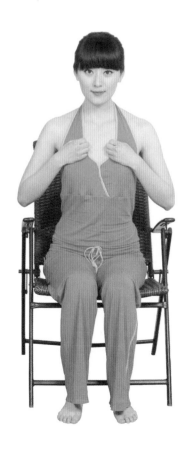

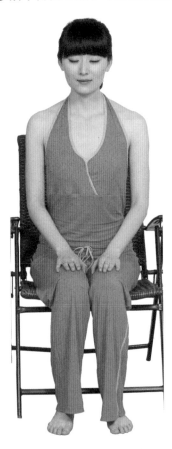

第二节

1 用5分钟时间闭目冥想，想象自己置身在最想去的地方，可能有蓝天碧海，也可能有鸟语花香，总之是让自己的精神彻底放松的地方。

2 用5分钟进行放松疗法，即先把全身肌肉收紧，包括面部、颈部、四肢等部位的肌肉，再彻底放松，如此反复若干次。

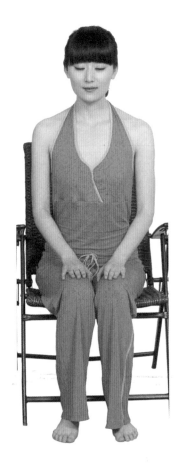

腿部按摩降脂

按摩腿部的相应降脂穴位，不仅能调节体内的脂肪代谢，还能有效消除饥饿感和疲劳感，从而减少饭量，达到既降脂又减肥的功效。

按摩足三里穴

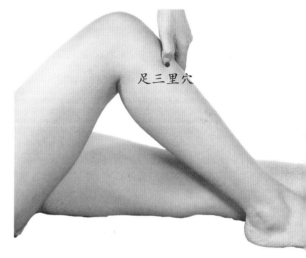

位置： 正坐，屈膝 90 度，手心对髌骨，手掌朝向下，无名指指端处即是足三里穴。

功效： 有防病保健的作用，可以降低血液黏稠度，避免过多的脂肪堆积在血管上。

方法： 用拇指指腹用力按压足三里穴 3 分钟，力度稍重一些。

按揉丰隆穴

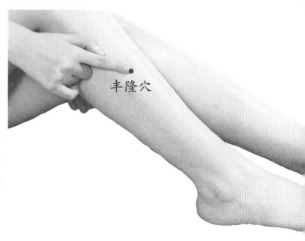

位置： 外膝眼和外踝尖连线的中点，当外踝尖上八寸，即是丰隆穴。

功效： 有活血通络的作用，对血脂有良好的调节作用。

方法： 用拇指或食指指腹稍用力按揉丰隆穴 1~3 分钟，以有酸胀感为宜。

耳部按摩降脂

中医认为，"五脏六腑，十二经脉有络于耳"，也就是说，耳朵是全身经络的汇集之处，全身的各脏器都与耳相连。当我们的脏器或组织出了问题时，就会反应在耳朵上，只要刺激外耳上的各穴位，就可以辅助治疗相关疾病。调节血脂异常可以借助耳部穴位刺激方式，来达到保健和预防疾病的目的。

穴位选择

一般情况下，调节血脂异常以按摩胰胆穴、小肠穴和前列腺穴为主穴。此外，刺激三焦穴和胃穴，可消除胀气、帮助消化；刺激肝穴，可清热活血、促进热量和胆固醇代谢；前列腺穴和三焦穴配合使用，还有利水化瘀之效。

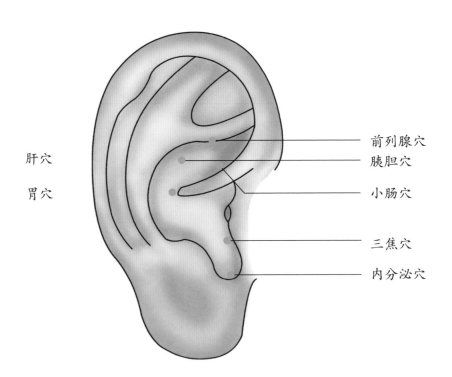

肝穴

胃穴

前列腺穴

胰胆穴

小肠穴

三焦穴

内分泌穴

穴位按摩

按压耳穴

以拇指与食指按揉耳部的对应穴位或以钝头的小棒子一紧一松按压。有助于人体脂质的吸收、利用和转化，降低血脂。操作方法如下：

1. 在胰胆穴上掐压 10 ~ 30 下，每日进行 1 ~ 3 次。

2. 在前列腺穴上挤按 10 ~ 30 下，每日 1 ~ 3 次。

3. 在小肠穴上揉压 10 ~ 30 下，每日 1 ~ 3 次。

4. 在肝穴上掐压 10 ~ 30 下，每日 1 ~ 3 次。

5. 在胃穴上挤按 10 ~ 30 下，每日 1 ~ 3 次。

6. 在三焦穴上掐压 10 ~ 30 下，每日 1 ~ 3 次。

耳穴贴压法

常用王不留行子，也可选油菜子、莱菔子（萝卜子）、绿豆等。主要穴位有胰胆、前列腺、小肠、肝、胃、内分泌、三焦（选最敏感的点）。经过按摩耳穴压豆能有效改善血液循环，调整内分泌，降低血脂，还可以让人身心健康，精神抖擞。操作方法如下：

1. 先将耳部用 75% 的酒精棉消毒。

2. 再将王不留行子，或所选用的其他种子贴在 0.6 × 0.6 厘米的医用胶布上。

3. 固定好后，贴在所选的耳穴上，3 天换 1 次。按压刺激，每次 10 分钟，每日 3 次，每次贴一个耳朵，两耳交替选用。10 次 1 个疗程。

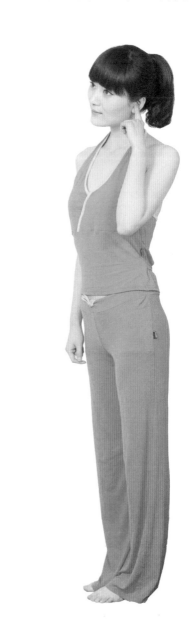

足底按摩降脂

　　双足的各反射区就像是反映全身身体状况的镜子，它既是疾病的反应部位，也是治疗的刺激部位。防治血脂异常可以借助以下足部反射区及穴位，来达到降脂和保健防病的目的。

按摩手法

方式一：指关节按压。手握半拳，突出食指第二关节，以关节尖端用力按压反射区。

方式二：按摩工具按揉。用牛角或钝头小棒等按摩工具按揉反射区。

方式三：大拇指按揉。跷起大拇指，以大拇指指肚用力按揉反射区。

具体按摩区域

1. 甲状腺反射区

位置：位于双足足底第一跖骨与第
　　　二跖骨之间及第一跖骨远侧
　　　部连成带状。

动作：自下而上推按甲状腺反射区，
　　　左右脚各5分钟。

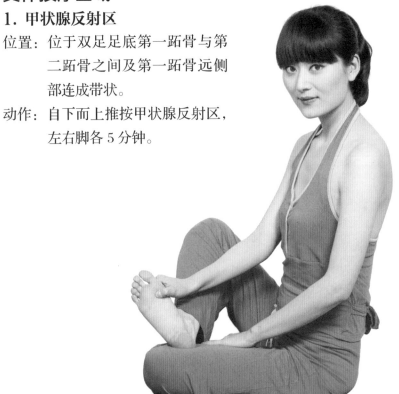

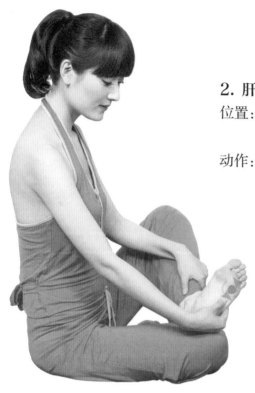

2. 肝反射区

位置：位于右足底第四、五跖骨间及足背上与该区域相对应的位置。

动作：逆时针用力按揉右脚的肝反射区1分钟。

3. 胰反射区

位置：位于双足足底第一跖骨中下段处。

动作：按揉胰反射区1分钟（顺时针）。

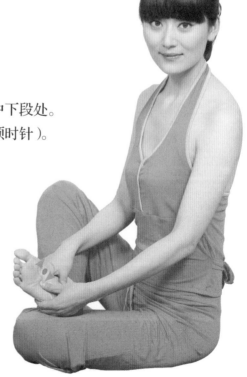

拔罐有效消除体内多余脂肪

　　三阴交穴、气海穴、神阙穴、脾俞穴等配穴，合用可以促进血液循环，加快血液中废物的排出，从而降低血液中胆固醇的含量，达到降血脂的作用。

操作方法

1　患者取坐位，自行将三阴交及其周围皮肤进行润滑和消毒处理，然后取大小适宜的气罐，扣在三阴交处，留罐10分钟左右，然后起罐。每日1次，或隔日1次。

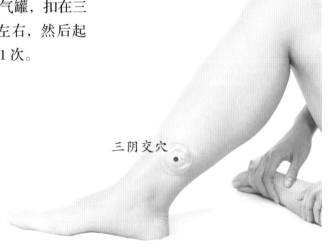

三阴交穴

2　患者取仰卧位，施术者将气罐扣在患者气海穴上，用力往外拉气罐顶部的气管，使气罐内形成负压，透过抽气管观察皮肤，以出现潮红或绛红为度，每日1次。

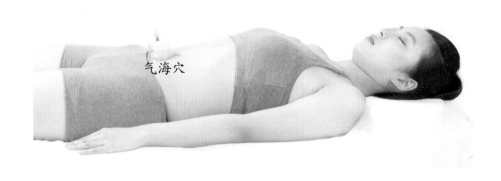

气海穴

3 患者仰卧，施术者将其肚脐周围皮肤进行润滑和消毒处理，然后取大小适宜的气罐，扣在神阙穴处，留罐15分钟左右，然后起罐。每日1次，或隔日1次。

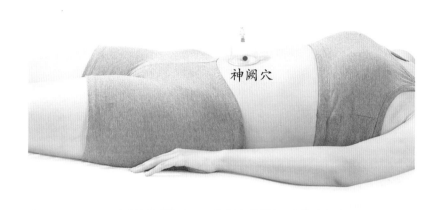

4 患者俯卧，施术者将脾俞穴周围皮肤进行润滑和消毒处理，然后取大小适宜的气罐，扣在脾俞穴处，留罐15分钟左右，然后起罐。每日1次，或隔日1次。

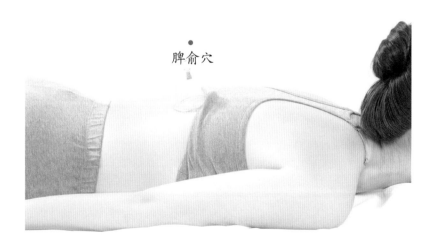

艾灸可调节血脂异常

　　艾灸对血脂有着双向调节的作用，血脂高时，通过灸神阙、足三里等穴，能明显降低总胆固醇、甘油三酯及低密度脂蛋白胆固醇的水平。此外，还能提高免疫功能，改善微循环。

艾灸穴位的选择

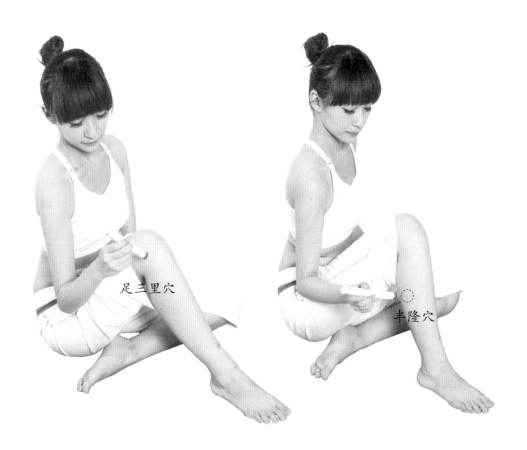

足三里穴：在小腿前外侧，外膝眼下三寸，距胫骨前缘一横指（中指）。

丰隆穴：在小腿前外侧，外踝尖上八寸，距胫骨前缘二横指（中指）。

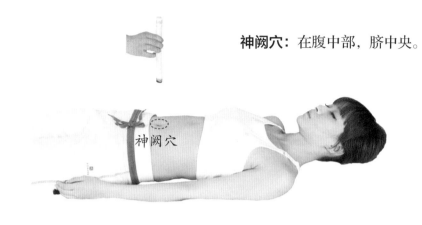

神阙穴： 在腹中部，脐中央。

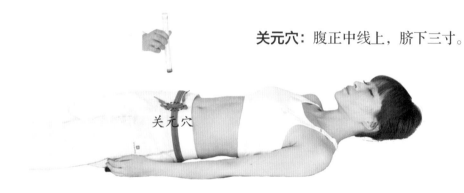

关元穴： 腹正中线上，脐下三寸。

具体的方法

1. 将艾条点燃，悬空在所选定的穴位上方。为避免烫伤，宜距皮肤3厘米施灸，每次灸15 ~ 20分钟。每天1次，或隔天1次。

2. 灸时，穴位处过烫时，可上下或左右移动艾条，注意不要移太多，不烫时再移回所灸穴位处。

3. 艾灸时，所灸之处有酸痛温热舒服的感觉，说明有效；灸后，皮肤出现红晕，甚至第二天会出现水泡，属正常现象，只需将水泡挑破，进行消毒处理即可。

刮痧降脂，加速脂浊排出

通过对后背、前臂内侧的刮痧，可以增强血脂异常患者身体的调节能力，达到疏通经络、调节肝脾肾等脏腑的功能，从而使脂浊迅速从体内排出。

具体的步骤

1. 取站位或坐位，露出需要刮痧的部位，用浓度为 75% 的酒精棉球，或用干净毛巾蘸肥皂，将要刮拭的部位和穴位处擦拭干净。

2. 刮痧操作者在需刮拭的部位从内向外反复刮动或自上而下顺刮（忌来回刮），用力宜由轻到重，以被刮痧者能承受为宜。

3. 以刮治部位的皮肤出现紫红色斑块或斑点为度，以患者能耐受为原则。

穴位选择

背部

心俞穴：在背部，第五胸椎棘突下，左右旁开二指（食指、中指并拢）宽处。

肺俞穴：在背部，第三胸椎棘突下，左右旁开二指（食指、中指并拢）宽处。

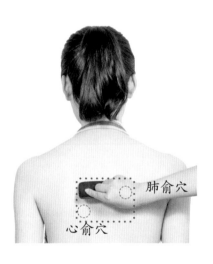

肺俞穴

心俞穴

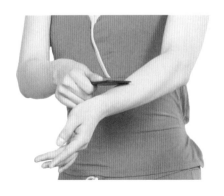

前臂内侧

内关穴：前臂掌侧，从手腕横纹的中心，往上约三指（食指、中指和无名指并拢）宽的中央。

附录 常见食材的胆固醇含量

食物中胆固醇的含量，对调节血脂异常十分重要，建议每天胆固醇的摄入量应小于 300 毫克。

常见食材的胆固醇含量表（每 100 克的含量）

食物	胆固醇（毫克）	食物	胆固醇（毫克）
鸡蛋	585	羊肝	349
鸡蛋黄	1 510	羊脑	2 004
鸭蛋	565	羊肉（肥）	92
鸭蛋黄	608	羊肉（瘦）	60
鹅蛋	704	羊肉串（炸）	109
鹅蛋黄	1 696	羊肉串（烤）	110
鹌鹑蛋	515	羊舌	148
松花蛋	595	羊心	104
皮蛋	608	羊血	92
咸鸭蛋	647	鱿鱼（干）	871
五花猪肉	95	银鱼	361
猪肉（瘦）	81	草鱼	86
猪肉（肥）	109	鲳鱼	77
猪肝	288	大黄花鱼	86
猪小肠	183	小黄花鱼	74
猪肚	165	带鱼	76
猪肺	290	黄鳝鱼	126
猪脑	2 571	鲫鱼	130
猪舌	158	鲤鱼	84
猪肾	354	罗非鱼	78

食物	胆固醇（毫克）	食物	胆固醇（毫克）
猪蹄	192	鲍鱼	242
猪小排	1 456	基围虾	181
猪大排	165	龙虾	121
猪心	151	河虾	240
猪血	51	虾皮	428
鸡心	194	蛤蜊	156
鸡血	170	海蜇头	10
鸡爪	103	海蜇皮	8
鸡肝	356	河蚌	103
鸡翅根	113	鸽肉	99
炸鸡	198	火腿肠	57
鸭肉	94	腊肠	88
鸭肠	187	蒜肠	51
鸭肝	341	宫保鸡丁	62
鸭心	120	驴肉（瘦）	74
鸭血	95	兔肉	59
鸭掌	36	酸奶	15
牛肉（肥瘦）	84	牛奶	15
牛肉（瘦）	58	奶油	209
牛肚	104	海蟹	125
牛肺	306	河蟹	267
牛肝	297	猪油（炼）	93
牛脑	2 447	牛油	153
羊大肠	150	羊油	110
羊肚	124	黄油	296
羊肺	319		